ボディワーク入門
ロルフィングに親しむ103のテクニック

小川隆之　斎藤瑞穂
Ogawa Takayuki　Saito Mizuho

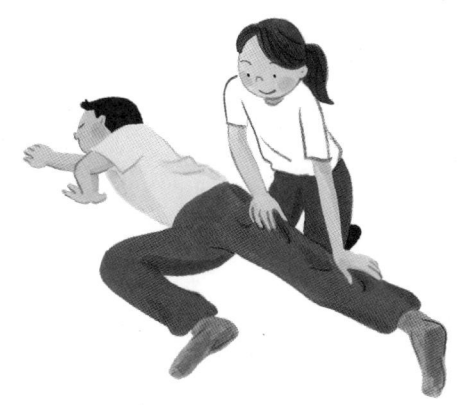

《序文》

三つの贈り物——あなたに，私に，そして私たちの未来に——

　　　　　　　　　　　南山大学人文学部教授　グラバア俊子

　今，この本を手にしているのは，確実に20世紀に生まれ，21世紀を創り出している方々だと思います。そうした私たちにこの『ボディワーク入門』は，三つの贈り物をしてくれます。

　まず，あなたへの贈り物。

　この本は，あなたが自分自身を知りたいと思ったとき，変わりたい，成長したいと思ったときに具体的な手がかりを提供してくれます。また，自分をもっと大切にしなくては，自分であることを楽しみたい，ホッと自分に戻る空間が欲しいと切実に感じるとき，「この本があってよかった」と思い出すことでしょう。

　なぜなら，自分の変化や成長，自己理解や自己受容といったことは，とても抽象的な概念なので，このユニークな存在である"私"にとってどういうことを意味するのか，多くの場合把握するのが難しいと思うからです。実は私自身もそうでした。「自分を大切に出来ていない」ということに気づかされ，ショックを受けました。教育に携わっている者として，「自分を大切に出来なくて，どうして学生を大切に出来るだろうか」という問いを突きつけられた訳です。

　ボディワークのメッカといわれている，米国のエサレン研究所でのことでした。自分を大切にしていないことは分かっても，どうしたら自分を大切にできるのか，分からなかったのです。いろいろ悩みましたが，最後にたどり着いたのが「自分のからだを大切にして，自分のからだが喜ぶことから始めよう」ということだったのです。これがボディワークというアプローチを始めたきっかけの一つでした。

　『ボディワーク入門』には，変化への知恵がたくさん詰まっています。たと

えば抵抗とそれをリリースする方法。それも自分で行なう方法と，互いに行なう方法の両方が具体的に丁寧に示されています。自分自身のからだとそこに起こることに興味をそそられ，ワクワクして前へ進みたくなることと思います。そして示された道を辿って行くと，からだという媒介を通して，自分そして自分の生き方に出会えるようになっているのです。

　しなやかで，イキイキと調和のとれた，からだと生き方。それが，あなたへの贈り物です。

　次に，私への贈り物。
『ボディワーク入門』が刊行されたということが，私にとって嬉しい贈り物です。もちろん，私が大切と思ったことに関心を寄せ，それを御自分の生き方と結びつけてくださる方々の存在そのものが，私個人にとってかけがえのない贈り物です。

　これまでに，幾つか海外のボディワークの手法を日本に紹介し，その導入をサポートしてきました。それは成長を望み，自己実現を模索する人の手助けになると考えたからでした。『ボディワーク入門』は，日本でのボディワークの実践に基づき，編まれたものです。プラクティショナーお二人によって，このようなボディワークの本が刊行されたということは，日本にボディワークが根付き，独自な花が咲き，実り豊かな時代を迎えたのだと感じ，とても喜んでいるのです。

　そのことにより，日本においてより多くの人が，内なる魂の欲求に対する援助を受けられ，自己の進む道に関してより多くの選択肢を得られると思います。私が長年関わっている南山大学人間関係研究センターでは"個性ある生き方と人間性豊かな社会をつくり出すために"を掲げ，さまざまな活動を行なっていますが，ボディワークの発展はこうした目標を達成するための大きな力になることでしょう。

　こうした時を迎えたことは喜ばしい限りですが，多くの選択肢が溢れる今のような時こそ，自分の内なる知恵―感性を鋭くし，自分にとって意味のあるものを吟味し選び取る力を磨くことが大切だと思います。

更に，私たちつまり人間という種の未来への贈り物。
『ボディワーク入門』を読み進んでいくと，21世紀を創造していく手がかりに出会います。人間に対する新しい見方，新しい人間像がそこ彼処(かしこ)にちりばめられています。例えば，この地球という重力環境の中で，「垂直への進化」の途上にある人間という，アイダ・ロルフの捉え方などは，私に全く新しい人の理解の仕方を教えてくれました。大変興味深く，人類の可能性や，そこへ向かう教育など考えさせられ，おおいに刺激されます。
　ここで示されているのは，一言で言ってしまうと，ホリスティックな人間観です。私の表現ですと，"あたま・こころ・からだ"が有機的に関係し，影響しあっている存在としての人間，ということになるでしょうか。日本には元来そうした感覚が，豊かにあったのではないでしょうか？　日本語で姿勢といえば，身体的な在りようだけでなく，その人の物事に対する向かい方や，生きざままで意味する所にも，そうした感性が現れているように思います。こうしたホリスティックな人間観は，一個人の調和を生み出すだけでなく，関係性の認識の深まりとともに，他者や，自然との調和を生み出す原動力のように思います。『ボディワーク入門』で示されるワークを楽しむことによって，自然にホリスティックな捉え方，見方が深まるように思います。どのような21世紀が創造されるかは，こうした個人が一人でも多くなることに懸かっていると言えましょう。
　また，違った道を歩んできたお二人が出会い，共感とビジョンを共にすることにより，『ボディワーク入門』が生まれた訳です。この出来事そのものが，私には21世紀の在り方を示唆することだと思うのです。人と人との出会いの持つ力。個人の価値とパワー。ビジョンの大切さ。違いのもたらす豊かさ。そうした中から，新しい何かが生まれるのではないでしょうか。

まえがき

　私たちは「オープンパスOPENPATH」という名のワークルームを開設し，そこを拠点として活動してきました。「オープンパス」というのは，日本語にすると「開かれた路」という意味ですが，もともとは，エニアグラムの教えから借りてきた言葉です。
　マーク・カフェル博士（注1）によると，伝統的なエニアグラムの教えでは，私たち人間は，その「開かれた路」を通って「統合された存在」になるのだと言われているそうです。カフェル博士は私たちのために，エニアグラムの上にその路を図示してくれました。
　私たちはこれまで，「オープンパス」がそのもともとの意味において，皆さんの助けになることを願って活動してきました。

（注1）シン・インテグレーションの創始者。シン・インテグレーションについては，本文の中で記述があります。著者の1人である小川隆之は，シン・インテグレーションのプラクティショナーです。

　私たちの主な活動は，ストラクチュラル・インテグレーション（注2）の個人セッションや体にフォーカスしたワークショップ，それにカルチャースクールでの講座などです。
　オープンパスを開設して，数年間活動を続けてきましたが，近ごろ気づいたことがあります。セッションやワークショップ，講座などに参加を希望される皆さんの層が，少しずつ変化してきたということです。
　初めのころは，「ストラクチュラル・インテグレーション」や「ボディワーク」，「シン・インテグレーション」や「ロルフィング」といった，初めて耳にする言葉にひかれて参加される皆さんが大半でした。ですが，このごろで

は，体に強い興味をもって，ボディケアのためのテクニックはもちろん，かなり専門的な情報や知識を求めていらっしゃる皆さんが増えてきました。

また，理学療法士や作業療法士，整体師やマッサージ師，トレーナーといった，体に関わる専門職の人たちが，新しいアイデアやテクニックを求めてセミナーに参加されたり，アスリートやパフォーマーといった人たちが，身体能力を高めるために個人セッションを受けにいらしたりするようになりました。

そして，ワークショップやカルチャースクールの講座では，体に関する専門知識があってもなくても，こうした人たちがいっしょに参加し，同じように楽しみながら学ばれていかれます。

（注2）Structural Integration. これ以降は，SIと略します。アイダ・ロルフが創始したボディワーク，およびその流れを汲むボディワークの総称です。あえて日本語に訳すと，「構造的統合」となります。SIを紹介するさまざまなパンフレットの中で，「構造的身体統合法」あるいは「身体構造統合法」として紹介されている場合もあります。

この本にはSIのエッセンスが詰まっていますが，SIそのものについて書いてあるわけではありません。

もともとこの本は，カルチャースクールの講座で使うテキストとして書かれました。ただ，私たち著者がSIのプラクティショナーであり，小川がシン・インテグレーションの，斎藤がロルフィングのスクールで学んだということもあって，この本に出てくるエピソードや考え方の多くは，著者たちがそれぞれのスクールで学んだことや，SIの臨床で体験したことだったりします。

私たちは，カルチャースクールで「家庭でできるボディワーク」「ボディワーク入門」という講座を開いています。前者の講座では，SIのテクニックを，

タイトルどおり誰でも家庭で安心して使えるようにアレンジしたものを，後者では，初心者を対象としながらも，少し専門的な知識（ボディ・イメージや感覚などについて）も織りまぜて，効果的なボディワークのテクニックをお教えしています。

　この講座の参加者の方からいただいた感想に，自分の体に対する感じ方や考え方，また，体の使い方が大きく変わった，というものがありました。同じようなことをこの本を通じてできたなら，と思っています。

　この本の中には，「ストラクチュラル・インテグレーション／SI」の他にも，「ボディワーク」「シン・インテグレーション」「ロルフィング」といった名称が出てきます。
　「ボディワーク」というのは，体に働きかける技法体系の総称です。「SI」はその中で，アイダ・ロルフ博士が考案した「レシピ（注3）」という手続きをベースにして，個々のテクニックが構成されたものを言います。
　シン・インテグレーションとロルフィングはSIの「流派」で，それぞれに特徴があり，考え方やテクニックの点で，たがいに多少の違いがあります。
　シン・インテグレーションのことは小川が，ロルフィングのことは主に斎藤が書き，その他のことは，2人で手分けして書きました。
　お断りしておかなければならないのは，この本にはSIに関わることが書かれていますが，SIそのものを解説するための本ではないし，SIの観点から見ると平均的な本ではないということです。

（注3）「レシピ」については，本文の中でお話しします。

　この本はいろいろな使い方ができます。
　セルフ＆ペアで行なえる，さまざまなテクニックを紹介しています。ぜひ試してください。「セルフ＆ペア・リリース」「エクササイズ」などは，SIのセッションで使われるテクニックがベースとなっています。たとえば，「セル

フ&ペア・リリース」は，SIでは「ティシュー・ワーク」と呼ばれる，筋膜をはじめとする軟部組織（注4）への施術法がベースとなり，また「エクササイズ」の多くは，「ムーブメント」と呼ばれる，動きを使ったテクニックがベースとなっています。

　固くなった体を個人またはペアでリリースしたり，エクササイズを通して今までにない方法で自分の体と「対話」したり，また，この本に浸透しているSIの考え方（思想，アイデア）に触れることで，体の新しい見方・とらえ方を知ってください。

（注4）骨などの硬い組織をのぞく身体組織のことを言います。筋膜の他に，皮下組織，筋肉，腱，真皮などがあります。

謝　辞

著者二人から

　SIの創始者であるアイダ・ロルフ博士（Ida P. Rolf Ph.D.）に感謝します。博士はすべてのSIプラクティショナーの教師です。この本で紹介するテクニックの多くも，SIのテクニックをアレンジしたものであり，もし博士が後進の者たちにその技を残してくださらなければ，プラクティショナーとしての私たちもこの本も存在しなかったことでしょう。

　また，忙しい合間をぬって，序文を寄せてくださいました南山大学のグラバア俊子先生に感謝します。先生の著書『ボディワークのすすめ』がなければ，日本のボディワークは今日のような発展を遂げていなかったでしょうし，私たちのこの本も出版されていなかったと思います。また先生には，個人的にも，この本を書くにあたってフリー編集者の高橋輝次さんを紹介していただき，その上たくさんの励ましをいただきました。

　ロルファーであるデイビッド・クラーク（David Clark）さんとゲイル・オルグレン（Gael Ohlgren）さんに感謝します。お二人は，自分たちの記事に掲載した写真を私たちが使用することを快く承諾してくださいました。

　ブラジルで活躍するロルファーであり，ムーブメント・ティーチャーでもあるモニカ・キャスパリ（Monica Caspari）さんに感謝します。彼女はロルフ・ムーブメントに関する私たちの質問に，ティーチング（ムーブメントのクラス）の忙しいスケジュールの最中，ていねいに答えてくださいました。また，彼女の著書"Mindful Motion"を参考にし，その中で紹介しているテクニックについて，私たちがこの本に記載することに理解を示してくださり，暖かいメッセージを届けてくださいました。

　カルチャースクールの受講生の皆さんに感謝します。この本は，カルチャースクールの講座で配布する資料を下じきにして書かれました。講座内容に

ついては，受講生の皆さんと作り上げてきたと言っても過言ではないでしょう。毎回の内容は，皆さんからいただいたリクエストやヒントをもとに組み立てられてきました。カルチャースクールの講座は，私たち著者にとって本当に楽しく，学ぶことの多い時間です。

　私たちの個人セッションを受けてくださったクライアントの皆さんに感謝します。皆さんとの出会いがなければ，そもそもこの本は書かれておらず，ここにこうして謝辞を書かせていただく機会もなかったでしょう。またとくに，施術の体験談やプロセスの掲載を許可してくださった方々に深くお礼申し上げます。

　フリー編集者の高橋輝次さんに感謝します。高橋さんは長い間，私たちの遅筆に辛抱強く付き合ってくださいました。また，はじめて本を書く私たちにいつも適切なアドバイスをくださいました。高橋さんの助けがなければ，この本を書き上げることは不可能だったでしょう。

　最後に，出版を決めてくださった朱鷺書房の北岡敏美社長と，多くの無理なお願い事に最後までていねいに耳を傾けてくださった，編集部の横山拓也さんに感謝します。

小川隆之から

　シン・インテグレーションの創始者であるマーク・カフェル心理学博士（Mark Caffell Ph.D.）に感謝します。マークからは，ボディワークの技法，詳しい解剖生理学，心理学を学びました。マークからいただいた印象深い言葉が2つあります。1つは"openpath"で，その由来は前述しました。もう1つは"catalyst"です。これは「触媒」という化学用語で，ボディワーカーとしてのあり方について話すときに，マークがよく用いた言葉です。「触媒」の本来の意味は，「化学作用のときに，それ自身は変化せず，他の物質の反応速度に影響する働きをする物質」（『岩波国語辞典』より）ということです。ボディワーカーとして年を経るごとに，この言葉との距離が変わってきました。マークはこうした言葉の他にも，数多くの種を私の中に蒔いたようです。

東京心理相談センターを主宰する生月誠心理学博士に感謝します。生月先生からは，カウンセリング心理学，行動療法，自律訓練法，催眠療法を学びました。先生の見事なバランス感覚と冷静さは，私の1つの目標です。

　共著者である斎藤瑞穂に感謝します。カルチャースクールの講座でも，この本の執筆においても，常に新しい視点を示してくれました。いつか，SIに関して彼女に熱っぽく語ったことがあります。私の話を黙って聞いていた後，彼女は言いました，「そんなに素晴らしいものだと思うのなら，そんなふうに座っていないで，それを広めに行きましょう」。他に職業があり，どこか片手間で行なっていたボディワークが，今では私の本業になりました。

　最後に，両親に感謝します。父からは職人的な気質を，母からは旺盛な研究心を譲り受けたと思っています。また，この本が病床の母の喜びになればと願います。

斎藤瑞穂から

　ユニット1の講師であるジョン・シューイ（John Schewe），ジョナサン・マーティン（Jonathan Martine），ティル・ルカウ（Til Luchau）に感謝します。ジョンはインターナショナルなエピソードを講義に取り入れ，日本に関する知識も披露してくれました。おかげで，ホームシックになりがちな心が慰められました。サイコセラピストのバックグラウンドを持つティルは，グループ・ダイナミックスを上手に運んでいくコツを教えてくれました。それが，今日のワークショップや講座に活きています。

　ユニット2の講師であるキャロル・アグネッセンス（Carol Agnessens）に感謝します。キャロルのエレガンスとしなやかさに憧れない女性ロルファーはいないでしょう。それは，ロルフィングが目指すゴールの多様性を表しているように思います。

　ユニット3の講師であるジェーン・ハリントン（Jane Harrington），パトリック・エリンウッド（Patrick Ellingwood）に感謝します。ジェーンの母性的存在感がクラスに安定をもたらし，パトリックの分析の深さやフリークライ

マーとしての経験が，個人が持つ動きの特徴に気づかせてくれました。

　ジム・アッシャー（Jim Asher）とラリー・コリハ（Larry Koliha）に感謝します。ジムの献身に助けられた日本人ロルファーは多く，彼しか持ちえない知識（その中にはロルフ博士との逸話も含まれています）は，今は亡きロルフ博士との繋がりを感じさせてくれます。ラリーは自分を信頼することがいかにパワフルなツールになるかを教えてくれました。まだロルフィングのセッションを始めて間もなかった頃「大丈夫だよ，できるから！」という彼の言葉が何度も魔法のように現われ，途方にくれそうになる私を救ってくれました。クライアントと心を通じ合わせることの大切さを教えてくれたのも，ラリーでした。

　各講師たちが示してくれた，私という個人に対しての深い理解が無ければ，資格取得までの3年という長い年月を，自分を信じて進むことが出来なかったでしょう。ワークに関する的確なアドバイスと，長い経験から学んだことを惜しげもなく受け渡してくれたことのエッセンスが，この本の随所にちりばめられています。そしてそれは，いま，この本を通じて皆さんに受け渡されました。

　共著者の小川隆之に感謝します。SIのみならず，多岐に渡る知識と経験とを分かち合ってくれました。小川のSIに対する尽きることなき探究心が，この本を完成させたと言っても過言ではありません。私にとって，執筆の過程は同時に学びの過程でもありました。素晴らしいイラストは，すべて小川の手書きによるものです。お楽しみください。

　両親，叔母に感謝します。私が会社員を辞めた後，渡米することに理解を示し，自分たちの理解の及ばない世界（と彼らの目には映っていることでしょう）に夢中になっている娘を黙って見守ってくれました。私の好奇心の旺盛さは父から，「なんとかなるよ」の精神は母から，人を許す心は叔母から受け継ぎました。姪の光璃，汐璃が大きくなる頃には，物質的な豊かさだけでなく，今以上に精神的な豊かさが尊ばれる世界になっていますように。

【目次】

《序文》三つの贈り物——あなたに，私に，そして私たちの未来に——
　　　　　　　　　　　　　南山大学人文学部教授　グラバア俊子　　3
　まえがき　6
　謝　辞　10

1　ボディワークについて　21

2　SIについて　23
　　ロルフィングの考え方／フリークライミング……23
　　ロルフィングの創始……24
　　シン・インテグレーションの創始……26
　　レシピ……27
　　レシピ：SIの各セッションの内容……28
　　SIの教育機関……29
　　SIのビジョン／「垂直への進化」を助ける……30

3　筋膜リリース・テクニック　32
　　筋膜のラップ……32
　　筋膜の構造……36
　　身体組織の識別……36
　　筋膜をたくさん触察してみよう……38
　　筋膜の触察練習……38
　　筋膜は記憶の器官……41
　　多くの人に触れる……41
　　触れること，触れられること……42

体の声，気づきの洗練……42
筋膜の短縮・癒着……43
筋膜をリリースする……44
垂直圧と平行圧……44
けん引法……45
働きかける部位……46
例外／痛みを追っても……　……47
仮想のラインを引く……47
筋膜がリリースする手ごたえ……48
コーンスターチでリリース感覚を学ぶ……48
SIのセッションの実際……49
海に浮かぶ骨……54
抵抗？……54
体の変化，心のしがみつき……55
セルフ・リリースにおける姿勢……56
ペア・リリースのときの受け手の姿勢の注意点……56
ペア・リリースにおける与え手の姿勢，体重操作……57
姿勢によって知覚が影響を受ける……58
弛緩集中……58
手技のための「道具（ツール）／tool」……59
どのくらいの力で押したらいいの？……61
慣れない感覚を受け入れる……61
セルフ＆ペア・リリースの注意点／やりすぎないように！……62
有害物質を流し去るために……62
変化を定着させるために……62
リラクゼーションのための時間……63
衣類の着脱……63

4 重力と姿勢　65
　　重力の影響から起こること……65
　　空と大地……65
　　重力と赤ちゃんの発達／個体発生……66
　　海から陸へ／系統発生……68
　　重力は友か敵か……69
　　抗重力メカニズムと抗重力筋……69
　　分節構造……71
　　重心線の意識化……73

5 コア＆スリーブ　74
　　コア＆スリーブ……74
　　コア＆スリーブと，この本で紹介するテクニックのこと……75

6 変化を起こす　76
　　クライアントと「チーム」を組む……76
　　よく受ける質問……77
　　セッションによる影響／心，人生，環境／重荷を下ろして……77
　　変化／体を媒介にして……77
　　環境，感動，変化への対応……78

7 解剖学のこと　80
　　人体骨格図……80
　　体の構造を知る……80
　　施術のときには，解剖学よりも手で感じる……81
　　解剖学の位置づけ……81

8　姿勢と動作の分析　83
　　南山大学でのデモ……83
　　姿勢分析……84
　　動きは人を表す……91
　　動作の分析……91
　　メイン——サポートの連携……93
　　体の連携を調べる簡単な実験……93

9　呼吸＆スリーブ　95
（1）楽に呼吸をする……95
　　Fさんの事例……95
　　呼吸のしくみ……96
　　胸郭がリリースされて猫背が直った……101
　　けっこう多い呼吸のくせ／肩で息をする……101
　　息をして……106
　　呼吸は心身のリズム……106
　　小胸筋の短縮……106
（2）膝下から足へのライン……109
　　膝について……109
　　膝がロックする……109
　　下腿には2本の骨がある……110
　　ふくらはぎについて……112
　　膝を曲げると，かかとが浮いてしまう……115
　　足の働き……117
　　足底の短い筋肉群……118
　　足の裏の状態……121
　　全身のつながり／足や下腿も全身につながる……122

（3）側面（脚から脇）のライン……123
　　　関係性のライン……123
　　　横から見た姿／心の姿勢……123
　　　ペア・リリース前の注意／くすぐったい脇……129
　　　前鋸筋／手を伸ばす動作……130

10　**コアのために**　134
　（1）**脚の内側のライン**……134
　（2）**太ももの前面のライン**……138
　　　ボールを蹴るときに使う筋肉……138
　　　コアとの連携……138
　　　やわらかな手技……139
　（3）**お腹をゆるめる**……141
　　　大腰筋と歩行……141
　　　動作を使ったエクササイズ……142
　　　動作を変化させる……144
　　　Ｙさんの場合／首を縮める癖……145
　　　形成運動……146
　　　腹直筋──大腰筋バランス……147
　　　発声の問題……149
　　　ガッツ，生きる力……149
　（4）**後面のライン（脚）**……151
　　　おしりのふくらみ……151
　　　ハムストリングス……152
　　　臀部のペア・リリース……155
　（5）**後面のライン（背中）**……158
　　　背骨について……158
　　　背骨は固くない……159

脊柱の動きに対する棘突起による制限……160
　　　空間の支配……167
　　　動作の進化／魚からヒトへ……168

11　自由な手，自由な頭部　171
　（1）頭から首，肩，肘までのライン……171
　　　上腕のセルフ・リリースについて……171
　　　ヒトの肩関節の可動域の大きさ／二足歩行の影響……172
　　　エクササイズの副産物……177
　　　大孔の位置……179
　　　どこからが首？……180
　　　首のペア・リリースの準備として……182
　　　あごを突き出した姿勢の原因……182
　　　指先や腕の細かい動き／深層筋……183
　　　斜角筋の働き……185
　（2）肘から手へのライン……188
　　　腕に対する働きかけ……188
　　　前腕の骨……190
　　　骨間膜のリリース……190
　　　手の骨格……192
　（3）ゆたかな表情をつくる……194
　　　顔の働き……194
　　　顎関節のずれを調べましょう……197
　　　固い顔をほぐす……198

付　ボディワーカーになろう　205
　　　ロルファーになるために……205
　　　ボウルダーへ行こう……206

ユニット1……208
　　　ユニット2……209
　　　ユニット3……211
　　　OPENPATHの活動……212

SIメンバーの紹介　　216
テクニック総覧　　223
参考文献　　228

　　　　　　　　　　　　　　　　　装丁　森本　良成
　　　　　　　　　　　　　　　カバーイラスト　清水みどり
　　　　　　　　　　　　　　　本文イラスト　小川　隆之

1　ボディワークについて

「ボディワーク」という言葉が日本ではじめて紹介されたのは，南山大学のグラバア俊子先生の本によってです。この本が出たのは1988年で，そのタイトルも『ボディワークのすすめ』というものです。著者自らの体験を交えながら，体を通した自己発見について語るこの本は，多くの人たちの興味をひきました。じつは，この本を読んだことがきっかけになって，その後ボディワーカーになったという人も少なくありません。

　ボディワーク (bodywork) というのは，文字どおり体に働きかける技法のことです。グラバア先生が本の中で紹介されているように，この技法にはさまざまな種類がありますが，それらには共通の考え方があって，「私たちの健康は，体がもつ本来の機能が正しく働くことによって実現する」というものです。

　世界的にみて，体に対する働きかけは，人間の歴史と同じだけ古くからあったようですが，「ボディワーク」という言葉が最初に使われたのは，精神分析医であるウィルヘルム・ライヒとSIの創始者であるアイダ・ロルフによってでした。

　ボディワークはその歴史の中で，世界中の多くのテクニックを取り入れてきました。整体やマッサージのような手技療法，そして，ヨーガのような鍛錬法です。いくつか具体的にあげると，オステオパシー，指圧，スウェディッシュ・マッサージ，ホメオパシー，ヨーガ，チュアカ（注1）などがあります。

　また，ボディワークの理論的な背景としては，主に解剖学や生理学，運動学，生体力学，生化学，発生学，心理学，認知科学などがあげられるでしょう。

日本では古くから，整体や針灸などが一般に知られ，体の治療を目的とする代替医療としてよく利用されてきました。80年代後半に紹介されたとき，ボディワークは多くの人たちからそれらと同様のものとして受け入れられましたが，同時にそれまで心理学系のセミナーやワークショップに参加してきた人たちから，人間的成長のためのツールとしても利用されるようになりました。

　現在は，ボディワークに対する認識が「体寄り」になってきていますが，以前とは大きく違うところがあります。どうやら，体に対する意識のもち方が変化しつつあることが原因のようです。これまで，体に意識を向けるのは，痛みを感じたりケガをしたときばかりで，ふだん私たちの意識は，体から「遠ざかって」いました。ところが最近になって，体を「身近に」感じようとする人たちが確実に増えています。

　多くの人たちが健康な状態＋αを求めています。ケガや病気がきっかけで私たちのもとを訪れる人たちでさえ，患部や病巣を取り去るだけでなく，多くは全体的な変化や体との「和解」を望んでいます。

　今では，「健康な状態」を定義しなおす必要があるかもしれません。それはもはや，「病気のない状態」ではなくて，「人が環境に適応しながら自分の可能性を大きく開花させている状態」とでもしたほうがよいでしょう。そしてこの定義こそ，ロルフィングやシン・インテグレーションをはじめとするSIの，健康に対する考え方なのです。

（注1）モンゴルの戦士たちが，心身を整えるためにヘラのような道具を使って行なったという，モンゴル古来の整体法です。

2　SIについて

ロルフィングの考え方／フリークライミング

　ロルフ・インスティテュートはボウルダーにあります。この町は，高地トレーニングのメッカでもあり，多くのアスリートたちが訪れています。

　ボウルダー在住のロルファーには，フリークライミング（注1）を楽しむ人たちが多いそうです。土地柄ということもあるでしょうが，よく言われるのは，バランスに関するロルフィングの考え方が，クライミングの実践に応用できるから，というものです。

　たとえばクライミングに，「立ち込み」と言われる登り方があります。小さなホールド（足場）を足の指先で「つかみ」，踏み込みながら目的の岩へと，体ごと手を伸ばします。体を上へもち上げるため，小さなホールドに体重をあずけるのですが，この登り方はロルフィングで言う「逆方向の調和 Palintonicity（注2）」を体現しています。

　ロルフィングの考え方はこうしたスポーツだけではなく，日常の行為や個々の動作にも広く適用できるものです。この「逆方向の調和」の他に，「全体性 Wholism」「適応性 Adaptability」「支持 Support」「完結 Closure」があり，「ロルフィングの5つの原理」と言われています。以下に，「5つの原理」に関して簡単に説明します。

①**逆方向の調和**：
　たがいに逆方向へ向かうベクトルがつり合っている様を表しています。ある方向を生かすためには，それと逆方向の要素が必要なのです。

②**全体性**：
　局所的な扱いをしないということです。体に対しては，たとえば故障のあ

る部位だけでなく，全身のバランスを見て施術します。また，個人を対象とした場合には，体だけでなく，心や，彼／彼女が生きる環境にも影響が及ぶと認識して働きかけます。

③**適応性：**

とくに，「変化」に対する適応性を考えます。クライアントに変化を受け入れる態勢ができていないと，施術によって身体構造に変化が起きても，それは抑制され，また長続きしません。

④**支持：**

これも「変化」の観点で考えます。「変化」はそれを支えるもの（支持）があってこそ，継続されます。そうでないと，変化は不安定な状態をともなうため，一時的なものになってしまいます。

⑤**終結：**

SIは10回のセッションから成り立っています。したがって，第10回目が終結のセッションです。ですが，じつは各セッションごとに終結を意識します。毎回，触れっぱなしで終えるのではなく，施術した部分と，触れることのなかった部分につながりをもたせ，全体を整えてから終結させます。

（注1）フリークライミングとは，傾斜の強い岩壁を手足だけで登るスポーツのことです。岩のくぼみなどに手足をかけて，体重をうまく保持しながら登っていきます。安全器具を装着して登る場合もありますが，基本的に，足には「フラットソール」と呼ばれるクライミング用のシューズをはき，手は素手で登ります。

（注2）この例では，「上と下の調和」です。上方へ伸長するために，下方にしっかりと体重をあずけます。

ロルフィングの創始

SI（注3）は，1940年代にアメリカの生化学者アイダ・ロルフ博士によって創始された，ボディワークの体系です。

SIの歴史がはじまったのは，ちょっとした出来事がきっかけでした。ロルフが，ある音楽教師の，事故でピアノを弾けなくなった腕を治したことがうわさになり，彼女のもとへ同様の症状をもった人たちが集まりはじめたのです。彼女はそれまで，オステオパシーやヨーガ，ホメオパシーなどを学んだことがあり，それらが彼女の，施術のための技術的な基礎になっていました。

　多くの治療体験を通して，彼女は1つの事実に思い当たります。症状が出ている患部だけに働きかけても，その症状は体のあちこちへ逃げていくのです。一見完治したように見えても，他の部分が痛みだすといった具合で，「いたちごっこ（an endless chase around the body）」のくり返しでした。

　彼女は永続的な方法をさがそうと試みました。そこで彼女は，重力や筋膜に関するアイデアを取り入れ，その技術を高めていきました。彼女のアイデアは，今日のSIの基礎となっています。簡単に言うと，第1に，重力の刺激によって私たちの体は出来上がり，保たれていることです。たとえば，私たちが宇宙空間（無重力空間）で1週間も過ごして地球へ帰ると，筋トレなどのリハビリなしには歩くこともできません。重力の刺激なしには私たちの体は退化してしまうのです。第2に，私たちの体がもし重力と調和していなければ，バランスをくずしてしまうということです。そして現に，多くの人の体は重力との間で葛藤を起こし，バランスをくずしているということです。第3に，それでも私たちが，立ったり歩いたりできるのは，私たちの体の構造のおかげで，とくに筋膜をはじめとする軟部組織のサポートがあるからこそ，ということです。第4に，この筋膜をはじめとする軟部組織にうまく働きかけることで，私たちの体はバランスをとりもどし，重力と調和して楽に生きていけるということです。

　重力と筋膜に関しては，この本で紹介するさまざまなテクニックにも直接関わってきますので，後ほど詳しくお話ししたいと思います。

（注3）後に，アイダ・ロルフの名にちなんで「ロルフィング」と呼ばれるようになりました。

シン・インテグレーションの創始

　アイダ・ロルフとマーク・カフェルが出会ったのは，ゲシュタルト・セラピーの創始者フリッツ・パールズを介してでした。当時，パールズのもとで臨床心理学の研究をしていたカフェルは，パールズにすすめられてロルフから施術を受け，それがきっかけでSIのトレーニングを受けることになりました。トレーニングを終えた彼は，心理学の研究を続けながら，ロルファーとしての活動もはじめました。

　ロルファーとしての経験をしばらく積んだ後のことでした。人間の精神性とその探求に強く興味をひかれていたカフェルに対して，ロルフは，チリのアリカ・インスティテュートを主宰するオスカー・イチャーゾ（注4）のもとへ行くように示唆しました。カフェルはそれに従い，イチャーゾのリードするトレーニングに参加しました。アリカ・インスティテュートの哲学は，西洋の心理学と東洋の秘教的な思想を統合したものであり，そのトレーニング法もそれら2つの伝統から来ていました。シン・インテグレーションにおけるSI+αの側面，つまり「身体，感情，心理，精神的な側面における成長と統合へのプロセスを援助する」という考え方とそのためのテクニックの多くは，カフェルがアリカ・インスティテュートでイチャーゾから学んだものです。

　カフェルは，ロルファーおよび心理学者としての約30年の経験の後，ロルフやイチャーゾから学んだ「自己（心身を含めた）の統合」や自らの研究を基礎に，「シン・インテグレーション」を創始しました。

（注4）マーク・カフェルが解剖学の授業のときに使う骨格模型には，「オスカー」という名がついていました。その由来をマークに聞くと，オスカー・イチャーゾのファースト・ネームからとったということでした。オスカー・イチャーゾは，現代エニアグラムの基礎を創った人物として有名です。

レシピ

　SIでは，60分×10回（注5）の施術を通して姿勢や動作を整えていきます。1回ごとに目的があり，働きかける体の部分もほぼ決まっています。SIでは，これらの内容を「レシピ（注6）」と呼んでいます。このレシピは，アイダ・ロルフによって考案されたものです。

　SIの多くの「流派」が，アイダ・ロルフのもとで学んだ人たちによって創始されました。それぞれの流派は，わずかずつ強調点が違っていますが，彼女が伝えたレシピは，それらすべての教えの中で中心的な位置を占めています（注7）。

　シン・インテグレーションは，そうした多くの流派の中の1つですが，創始者のマーク・カフェルは，レシピについて次のように言います。

「レシピを知的に知るだけでは役に立たない。レシピを実践することからくる経験が，あなたを施術者として成長させる。個人的な発展への道が開かれるのはそれからだ。でないと，あなたの前にはカオス（混沌）だけしか待っていない」

　レシピの中には，体の構造を変化させる「何か」が含まれています。ですから，レシピどおりに施術すれば，誰が行なっても，また誰に対して行なっても，ある程度の効果が期待できます。けれども，レシピにしばられすぎるなら，私たちプラクティショナーに進歩はないでしょう。逆にそれを放棄するなら，施術そのものが成り立ちません。

　私たちは，レシピを地図のように考えています。私たちは目的地に到着するために地図を使います。私たちはそれが仕事なので，何度もその場所に通わなければなりません。地図は便利です。他のさまざまな道順や近道，あるいは寄りたい場所を調べたりするのにも使えます。けれども，何度もその場所に通ううちにやがて地図はいらなくなります。

　それでは，実際のレシピをごらんください。この部分に関しては，ロルフィングとシン・インテグレーションは共通しています。

レシピ：SIの各セッションの内容

第1セッション：胸郭を広げて呼吸を楽にします。また，骨盤帯から胸郭を持ち上げます。

第2セッション：足脚から背中にかけて働きかけ，立つときのしっかりとした基盤や脊柱の柔軟な動きのパターンを確立します。

第3セッション：体の側面に働きかけ，耳から肩，大転子（腰の横にある骨のでっぱり），腓骨頭（膝の横にある骨のでっぱり），足首を通る線を整えます。

第4セッション：脚の内側面と骨盤底に働きかけ，体の中心を伸ばします。脊柱の前側にも注意を向けます。

第5セッション：腹部と，骨盤の前部に働きかけ，腹直筋と大腰筋のバランスをとります。また，しばしば腕にも働きかけます。

第6セッション：背中と骨盤の後部に働きかけ，仙骨が背骨の延長として動けるようにします。

第7セッション：頭部や首，上胸部に働きかけ，胴体の上に頭がバランスよくのるようにします。

第8セッション：上半身か下半身，あるいは体の中核部か周縁部のどちらかに焦点を当てて働きかけ，そのバランスをとります。

第9セッション：第8セッションで焦点を当てなかった半身，あるいは部分に働きかけ，そのバランスをとります。

第10セッション：全身に働きかけ，そのバランスをとります。

どのセッションにおいても終了時には，必ずその時点での「統合（注8）」が達成されるように働きかけます。これは，SIの「終結 closure」という考え方にもとづいています。全10セッションが終了した時点で，SIのすべての基本セッションが終了しますが，じつは各セッションごとにも終結があるのです。

（注5）施術時間は基本的に60分ですが，セッション時間は（プラクティショナー

によって違いますが）90分や120分などだいぶ多めにとっています。つまり，この場合30〜60分多めですが，カウンセリング，姿勢および動作分析，着替えの時間などに当てています。

（注6）この呼び方は料理を思わせますが，アイダ・ロルフ自身がそう呼んでいたのだそうです。またレシピといっても，細かく定まった手順（あの技法をやり，次にこれをやり，というような）があるわけでも，そうした手順を，すべてのクライアントに押しつけたりするわけでもありません。レシピには大きな柔軟性があります。セッションごとの目的や方向性はありますが，それは施術における柔軟性をしばるものではなく，むしろ，クライアント自身の目標の達成を助けるものです。

（注7）現在，SIの，もっとも若いプラクティショナーたちは，アイダ・ロルフの指導を直接に受けた生徒たちから数えると，2世代めか3世代めに当たります。つまり，生徒の生徒か，生徒の生徒の生徒というわけです。レシピは，もっとも若いプラクティショナーの間でも，もちろん生きつづけています。

（注8）シン・インテグレーションやロルフィングなどを，まとめて「ストラクチュラル・インテグレーション Structural Integration」といいますが，「インテグレーション integration」というのは，日本語にすると「統合」という意味です。

SIの教育機関

　SIのプラクティショナーになるためには，もちろん本を読んだだけではだめで，SIの教育機関で学び，カリキュラムをこなして，プラクティショナーの資格をとらなければなりません。ロルフィングのトレーニングは，アメリカのコロラド州ボウルダーにあるロルフ・インスティテュートを中心に，多くの国々で行なわれています。シン・インテグレーションは現在，トレーニングを休止していますが，マーク・カフェルがエニアグラムなどをテーマとしたワークショップを不定期に開催しています。

SIのビジョン／「垂直への進化」を助ける

　整体や各種マッサージ，カイロプラクティック，オステオパシーなど，身体技法にはさまざまな種類がありますが，目的別に大きく分けると，2つのグループになると思います。1つはリラクゼーション目的，もう1つは治療目的のグループです。

　リラクゼーション目的のグループは，心身ともにリラックスさせることを追求し，たとえば特別なオイルや香りなどを用いて，ストレスの緩和をはかったりします。オイル・マッサージやアロマ・マッサージなどが代表的な技法でしょう。

　治療目的のグループは，整体や鍼灸などが日本では代表的なものでしょう。これらは，痛みや不快感を解消するために患部や関係する部位に働きかけて，それらの部位の治療を主な目的とします。他に，カイロプラクティックやオステオパシーなどもこちらのグループに分類されるでしょう。

　さて，SIはどちらのグループにも当てはまりません。SIはボディワークと呼ばれるカテゴリーに分類されますが，その中でも特殊な位置にあります。その目的は，リラクゼーションでも治療でもない，あるビジョンにもとづいた身体教育なのです。

　アイダ・ロルフは言っています，「人類は，（地面に対して）より垂直な状態に向かって進化している種である」と。事実，私たちは2本足で立つことでヒトとなり，それ以降，私たちの姿勢は，人類学的な証拠によると，確実に垂直な状態へと向かっているそうです（頭部がまだ，やや前方に位置しているそうです）。

　SIのビジョンとは，人類における「垂直への進化」を助けること（壮大な話ですが）なのです。SIの目的は，個々人の中に潜在する垂直への可能性を引き出すために，体を通して行なわれる「教育」なのです。その結果として，多くの副産物があり，それがたとえば，さまざまな身心症状の快癒であったり，運動能力の向上であったりするのです。

　先ほども述べましたが，現在，多くの人々の間で体に対する意識が高まり

はじめているようです。そのせいか，ケガや病気ではない方々も体に関心をもち，またケガをされた方も，そのケガを治すこと以上の希望をもって，SIプラクティショナーのもとを訪れます。

3　筋膜リリース・テクニック

筋膜のラップ

　私たちはよく，ボディワークのセミナーやカルチャースクールの講座の中で，筋膜のしくみについて教えるとき，受講生の皆さんに，食品用ラップと紙粘土を使って，「筋肉／筋膜」の模型を作ってもらうところからはじめます。

　まず，皆さんに紙粘土を少量ずつ配って，それぞれ細い棒状（図1）にしてもらいます。これが「筋線維」にあたります。

（図1）

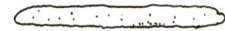

　次に，この棒をラップで巻いてもらうのですが，ラップは少し大きめに切り出して，ちょうどキャンディの包み紙のような巻き方（図2）にします。このラップの部分が「筋内膜」にあたります。

（図2）

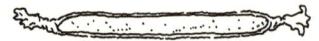

　この時点で，それぞれの受講生が1本ずつ，ラップを巻いた棒をもっています。

　今度は，受講生たちにいくつかのグループに分かれてもらい，グループごとにそれぞれの棒を束にして，またその上からもラップを巻いてもらうのです（図3）。巻き方は前のやり方と同じようにします。このとき，いちばん外

側になっているラップが「筋周膜」です。

(図3)

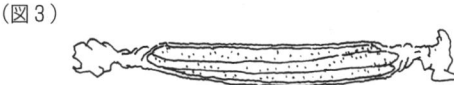

そのあと私たちが，それぞれのグループから，紙粘土とラップで作った束を回収します。そして，全部の束をまとめて1つの大きな束を作り，またラップで巻きますが（図4），このラップの部分が「筋外膜」にあたります。

(図4)

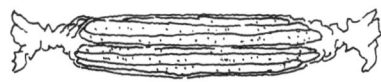

こうしてできた完成品が，私たちが単純に「筋肉」と呼んでいるものです。図5を見てください。オレンジを横に切り分けたようにも見えますが，これが実際の筋肉の断面を模して描いた図です。

(図5)

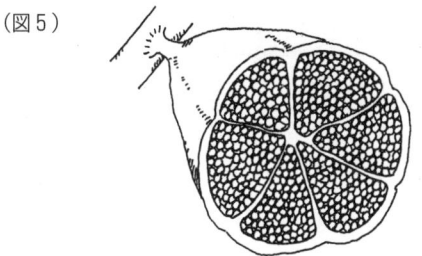

「筋肉」を包んで両端に余ったラップの部分を，ぎゅっと絞るようにしてとめると，これ全体が，まるで包み紙に入った巨大なキャンディのように見えますが，この絞った部分が私たちの体では「腱」にあたります（図4）。腱は筋肉を骨につなぎとめますが，骨もまた「骨膜」と呼ばれる膜に包まれています（注1）。

(注1) 筋膜は英語で"fascia"ですが，包むものによって名前が変わります。筋肉を包めば「筋－筋膜"myofascia"」，骨を包めば「骨膜"periosteum"」，脳や脊髄を包めば「髄膜"meninx"」，心臓を包めば「心膜"pericardium"」，腹腔の内膜は「腹膜"peritoneum"」というように。この本では，皆さんが理解しやすいように，なるべく「筋膜」という言葉に統一して書きました。

　以上のように筋膜は，筋肉をひとつひとつていねいに包んでいますが，それだけではありません。体の組織の，皮膚に近く浅いところから骨に近く深いところまで層状になっており，そしてまた，頭のてっぺんから足先にいたるまで体じゅうに連なっています。

　いちばん浅い部分では，皮膚や脂肪層のすぐ下にあって，ウェットスーツのように全身をくまなく（顔や頭も含めて）おおっています（図6）。さらに，胸やお腹の内側をおおい，内臓や血管，神経などを支えています。また，体のいちばん深い部分では，中枢神経（注2）を包んで支える「硬膜管（注3）」を作っています。

(図6)
皮膚の断面図

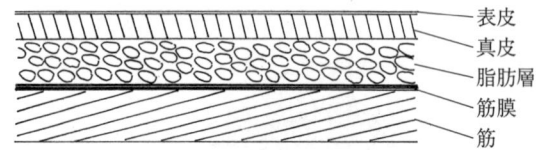

表皮
真皮
脂肪層
筋膜
筋

(注2) 神経系は大きく中枢神経系と末梢神経系とに分けられます。中枢神経とは脳と脊髄のことを言います。ちなみに，末梢神経とは脳や脊髄から出ている神経のことです。

(注3) 脳とそれに続く脊髄を，それらの形にそってすっぽり包んでいます。ですから，全体がちょうど「オタマジャクシ」のような形をしています。

　もし，筋膜以外のものをすべて取り去った人体模型を作ったとしたら，小学校や中学校の理科室によくある「骨格模型」とは，かなり違ったものにな

(図7)

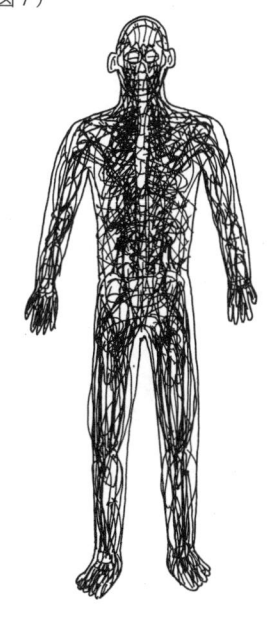

るでしょう。同じ人体に関わる模型だとは想像しにくいかもしれません。ヒトの形をした袋の中に，筋肉とか骨とか内臓の形をした大小の袋が，かなり複雑につめこまれているわけです（図7）。

　こうした「筋膜模型」を見ることができたら，体に対する私たちの考え方は，大きく変わることでしょう。私たちの体やその内容物は，骨に支えられているというより，これらの複雑にからみ合った筋膜の袋によって包まれ，適切な位置に定められているのです（注4）。

　骨の役割は，テントのポールと同じようなもので，その安定した形や長さによって，いつも同じように空間を作り上げることです（図8）。この空間があるので，「筋肉／筋膜」をはじめとするやわらかい組織が自由に働けるのです。

（注4）アイダ・ロルフは，「筋膜は支持（体を支える）器官である」と言っています。

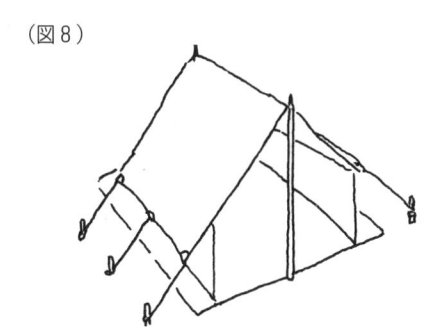

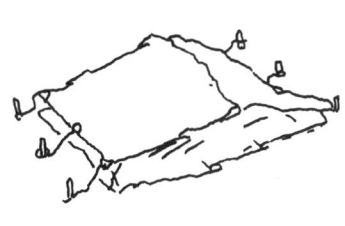

(図8)

筋膜の構造

　筋膜は全身にわたって，大小さまざまなコンパートメントを作っています。それがある場所や厚さ，内容物によって違った名前で呼ばれますが，組成的にはすべて同じです。体内のほとんどすべてのものは，このコンパートメントに収められていると考えてよいでしょう（注5）。

　私たちの体は常に動いているので，これらのコンパートメントにもかなりの柔軟性があります。コンパートメントの仕切りである筋膜は，2種類の繊維が織り合わさってできています。1つは「弾性繊維」といって，ゴムのようにかなり自由に伸びる繊維です。もう1つは「コラーゲン繊維」といって，もとの形をしっかり保とうとする繊維です。これら2つの繊維のおかげで，私たちは体の構造をくずさずに，しかもかなり自由に動けるわけです。

　さて，私たちの体は常に動いていると言いましたが，静かに立っているように見えたとしても，じつは微妙にゆれているのです。こうした，姿勢を保つための小さな動きでも，動作を起こすような大きな動きであっても，私たちが動くとき，これらのコンパートメントが，筋肉と筋肉との，あるいは他の器官との仕切りの役目をして，その動きをスムーズにしています。筋膜は私たちの体の内容物をうまく配置し，支えているだけでなく，動作の助けもしているわけです。

（注5）筋肉を収めるコンパートメントだけでも，600余りもあります。それぞれのコンパートメントによって，厚さや丈夫さが違います。頭，首，体幹，四肢の筋肉をおおう筋膜はもともと丈夫にできていますが，とくに太ももの外側や腰の部分では分厚くなっていて，「腸脛靭帯」「腰背腱膜」というように呼び方も違っています。腸脛靭帯は大腿骨が外れないように押さえ，腰背腱膜は上半身と下半身をつなぎ，姿勢を保つ役割をしています。

身体組織の識別

　適切な施術を行なうために，SIのプラクティショナーは，自分の手がどの

(図9)

筋腱移行部
腱
筋肉

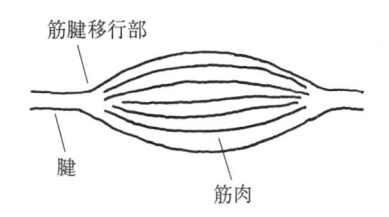

組織をとらえているのか注意深く識別しようとします。皮膚，皮下組織，皮下の筋膜，深部の筋膜，筋肉とその線維の方向，筋腱移行部（図9），腱，骨，関節などは，正確に識別される必要があります。

　ここでは，上にあげた組織すべてを識別できる必要はありません。これから皆さんには，皮下の筋膜を触察する方法を紹介します。カルチャースクールでも教えている方法で，意外に簡単です。まずは試してください。

〈テクニック1／筋膜の触察法〉
　図6には，皮膚から筋肉まで層状になった身体組織が図示してあります。まずこの図に目を通してください。
　それでは，筋膜の触察をはじめます。①から③までを，ゆっくり行なってみましょう。はじめは，自分の体を対象にするとよいでしょう。
①皮膚の表面に軽く触れるように指を置きます。接するくらいにしてください。最初は利き手の指先を使って，反対の腕に触れるのがわかりやすいと思います。こうすると，「表皮」を触察している状態です。
②次に指の力を抜いて，その重さを皮膚の上にあずけます。このとき，力を入れて押さないようにしましょう。こうすると，あなたの指は「真皮」を押しこみながら「脂肪層」の中へ入っていきます。
③指にかすかな力を入れて押しこみます。すると，「脂肪層」の下に少し固い層が感じられます。これが「筋膜」の層です。
　ここまでの手順をくり返し練習します。指先の感覚が敏感になってくると，「全身に広がる筋膜」とその下の「個々の筋肉を包む筋膜」との識別ができるようになってきます。

以上を体のさまざまな部分で練習してみましょう。部位によって，脂肪層の厚さや筋膜の固さなどにかなりの違いがあります。指先での触察になれたら，拳や前腕を使って練習してみてもよいでしょう。
　また，衣服の上からも同じようにやってみましょう。表皮の上に「布製」の組織がもう何層か増えることになるだけで，手順は同じです。②で指の重さをあずけるとき，布製の皮と表皮と真皮をいっぺんに押しこみながら，指が脂肪層の中へ入っていくことになります。ただやはり，薄着のほうが行ないやすいのはもちろんです。

筋膜をたくさん触察してみよう
　表層筋膜は全身をくまなく包んでいます。この層にそって指先をすべらせていくと，そのことがわかります。ほんの少し圧を強めると，深部の筋膜の，張りのある硬さが感じられます。この層にそって再び指先をすべらせていくと，この深層筋膜が個々の筋肉を包んでいるのがわかります。したがって，この層をなぞっていくと，ある筋肉と他の筋肉とを区別できるのです。
　体のさまざまな部位を触察してみましょう。脂肪組織がゆたかな部位もあれば，皮膚のすぐ下にただちに骨を触察できるような部位もあるでしょう。

筋膜の触察練習
〈テクニック２／触察練習①〉
　受け手は床（注６）の上に仰向けになります。与え手は，受け手の腰骨の少し上あたりに両手を置いて表層筋膜を触察します。触察できたら，受け手に合図します（与え手の両手はそのまま）。受け手は合図をもらったら，ゆっくりと脚を組み（交差させ），それからまた，同じようにゆっくりとほどきます。

（注６）受け手が心地よく横になれるように，床の上にクッションなどを敷いてください。

与え手の手は何を感じとったでしょうか？　脚を組もうとする前，脚を組もうとしつつあるとき，組み終わったとき，そしてまた，ほどきつつあるとき，ほどいたとき，筋膜の動きは？　その張りぐあいや，ねじれ方はどうでしょうか？
　以上を十分に練習した後，今度は触察する部位を鎖骨の下あたりに変えてみましょう。部位が変わっても手続きはまったく同じです。受け手は同じようにゆっくりと脚を組んだりほどいたりします。
　今度は，触察する部位が動かしている脚から遠いため，少しむずかしいかもしれませんが，これもくり返し練習すれば，感覚の微妙な違いを識別できるようになります。
　以上を与え手と受け手の役割を交換して行ないます。

〈テクニック3／触察練習②〉
　受け手は床の上に仰向けかうつ伏せになります。与え手は，受け手が仰向けならば胸かすねの上に，うつ伏せならば背中の上に手を置いて，表層筋膜を触察します。触察できたら，その筋膜の層にそってゆっくりと手をすべらせていきます。
　しばらくこれを行なった後，与え手は肩と腕をわざと緊張させて同じことを試してみます。与え手の手の感覚はどうなったでしょうか？　また，受け手の受ける感じはどう変わったでしょうか？
　今度は，完全にリラックスして行なってみます。さて，違いは？
　以上を与え手と受け手の役割を交換して行ないます。

〈テクニック4／触察練習③〉
　受け手は床に仰向けになります。与え手は，受け手の体（どの部位でもよいでしょう）に手を置いて，表層筋膜を触察します。この練習では最初のうち，受け手の意識は与え手の手に向いていることが必要です。
　与え手が表層筋膜をしばらく触察した後，受け手に何らかのイメージに注

意を向けてもらいます。たとえば，昨日の夕食を思い浮かべてもらうのでもよいでしょう。そのとき，与え手の手が感じとっていたものはどう変化したでしょうか？

　受け手に，再び与え手の手が置かれた部位に注意をもどしてもらいます。与え手の手の下で，どんな変化が起こるでしょうか？

　今度は，与え手が手を置いた部位に受け手が注意を向けている間，与え手のほうが気をちらしてみます。受け手はどう感じるでしょう？　また，与え手自身はどうでしょう？

　以上を与え手と受け手の役割を交換して行ないます。

〈テクニック５／触察練習④〉

　受け手は床の上に仰向けになります。与え手は，受け手の胸とみぞおちに手を置いて，表層筋膜を触察します。

　この練習は，呼吸による筋膜の動きを時間をかけて感じることからはじめます。呼吸による筋膜の動きがつかめたら，手をそのままにして，受け手に体の一部を緊張してもらいます。そのとき，呼吸による動きはどう変わるでしょうか？　あるいは，与え手の感じ方はどう変わり，筋膜の動きはどうなるでしょうか？　これを何回かくり返した後，次の段階に入ります。

　まず，白紙のカードを何枚か用意します。用意したカードに，「私はあなたを受け入れる」「私はあなたを拒絶する」「私は喜んでいる」「私は怒っている」などの文章を，両者がおのおの，１枚に１文ずつ（たがいに同じものを）書きこみます。

　受け手は，これらのカードから１枚ずつ選択し，そこに書きこまれた状態を心の中で再現していきます。与え手は，受け手の胸とみぞおちに当てた手で，受け手が再現する状態を感じとり，自分のカードの中から対応するものを選択します。

　この練習は，最初のうちはむずかしく感じられるかもしれません。けれども，与え手と受け手の役割を交換しながらくり返し練習するうちに，正解率

は上がっていきます。

　触察の練習を積むことで，体の組織の状態はもちろんですが，それだけでなく，それにともなう心の状態までかなり正確に感じとれるようになるでしょう。体と心のつながりを強く実感できるようにもなるはずです。

筋膜は記憶の器官

　アイダ・ロルフは，筋膜は「支持（体を支える）器官」だと言いましたが，マーク・カフェルはそれに加えて，「記憶の器官」でもあると言います。彼は自分の頭を指さして，「心はここの中に収まっているわけではない」とよく言っていました。彼によると，習慣的な心のあり方が筋膜に記憶されるということです。

　私たちの心のあり方，とくに感情の動きは，体の変化をともないます。怒りがわき上がると，自律神経が興奮し，体中の筋肉に力が入ります。喜びや悲しみは，怒りとはまた別の身体反応を引き起こします。

　もし誰か，何ごとに対してもすぐさま怒りで反応する人がいたとしましょう。その人の体はそうした反応のたびに，同様の「筋肉反応」をするでしょう。そしてそれがくり返されると，それらの筋肉を包む筋膜が効率化を図って，その反応に見合った形に変形します。そうなると今度は，そうして変形した筋膜の形に合わせた心の状態や態度が表れやすくなるのです。

　筋膜は，私たちの過去を形として記憶し，それによって私たちのあり方を方向づけるわけです。これはまさに心の働きと言ってよいでしょう。そしてこれこそ，SIの施術が筋膜の変化を介して，心の変化を起こさせる1つの理由です。この本の中でこれから紹介していくテクニックも，SIのテクニックをアレンジしたものであり，そうした効果をねらえるものです。

多くの人に触れる

　手技の練習をするためには，できるだけ多くの人に触れることです。そうすると，私たちの体が一人ひとり違っていることに驚かされます。ワークシ

ョップやセミナーに参加してもらえば，わかるでしょう。カルチャースクールでもそういった感想をいただきます。

　筋肉や筋膜の緊張は一人ひとり違っているし，それぞれの人が触れられて心地よさを感じるレベルもさまざまです。私たちは，他の人たちとの練習で多くのことを学べます。フィードバックをもらいながら，時間をかけてゆっくりと自分の感覚を洗練させていきましょう。

触れること，触れられること

　ボディワークのセミナーやワークショップなどで，参加者どうしで「触れ合う」体験をすることによって，対人関係の問題が解消される場合もあります。

　知らない人の体に触れたり，知らない人から触れられたりする（マッサージを受けに行って，プロのマッサージ師に触れられるのとは，まったく違う体験になります）機会は，日常生活の中ではめったにないでしょう。

体の声，気づきの洗練

　体の感覚に注意を向けることは大切です。ときには頭で考えるより，体の声を聞いてみることがとても役に立ちます。多くの感覚を経験することで，私たちは自分に対する気づきを洗練させることができます。

　私たちの感覚は，どこまでも高めることができます。ある航空会社に勤務する方から聞いた，びっくりするような逸話があります。

　インドネシア航空のパイロットの話なのですが，彼は旅客機のパイロットになる前は，戦闘機に乗っていたのだそうです。あるとき，彼が操縦する航空機の貨物室にトラが乗せられていました。飛行中，彼がふと言ったそうです。

　「トラが逃げた……」

　後になって，実際に檻からトラが逃げているのが確認されて，大騒ぎになったそうです。彼には，操縦席に座って操縦桿をにぎっているだけで，乗客

や乗務員，積荷の重さや様子までわかってしまうらしいのです。

筋膜の短縮・癒着

　正常な状態では，筋膜は多くの水分を含み，しなやかで，とても弾力性があり，コンパートメントとして体内の器官を適切な位置に保ち，それぞれが機能にかなった，自由な動きをすることを可能にします。

　たとえば，となり合っていながらも，違う働きをもつ筋肉どうしは，それぞれ個別に機能できなければなりませんが，筋膜がそれらの筋肉を包みこみ，仕切ることで，それが可能になります。筋膜は，筋肉を個々に補強しながら，それらがたがいにすべり合うようにするのです。

　ところが，生活習慣のかたより，姿勢や動作のくせ，あるいは事故によるけが，慢性的なストレスの結果として，体のどこかに緊張が集中すると，その部分の筋膜に変化が起こります。最初に，体液の流れが減少します。これは，体液を運ぶ脈管が筋肉の緊張によってしめつけられるからです。そのため，その部分に栄養が行きわたらなくなり，同時に，そこから出た老廃物（乳酸，尿酸など）は排出されにくくなります。こうして働きが低下すると，その部分のコラーゲンが固まりはじめるのです。筋膜は，柔軟性や弾力性を失って固くなり，粘着性が増してきます。その結果，ねじれて萎縮したり，分厚くなったり，本来すべり合うはずのものが癒着してしまいます。そして，それらに包まれた筋肉は，それぞれ自由に機能することが妨げられてしまうのです。たとえば伸縮がおさえられたり，ある筋肉を動かすと他のいくつかの筋肉もいっしょに引っぱってしまったり，ということが起こるのです。こうして，機能的でない運動パターンが生じ，その部分の運動能力が低下します。

　体のどこかに生じた問題は，全身にわたって影響を与えます。ある部分にゆがみや緊張があれば，それに見合うように，なんとかバランスをとろうとして，体の他の部分でも緊張が起こり，その部分の筋膜も変化します。この働きのおかげで，多少のことがあっても私たちは立っていられるわけですが，こうしてゆがみは広がっていきます。これが，全身にネットワークを形成し

ている筋膜の強みでもあり弱みでもあります。

　人によって，筋膜の短縮のしかたはかなり違っています。そのパターンを調べてみると，これまでその人物が，重力にどう適応してきたかがわかります。言ってみれば，それは彼あるいは彼女の，重力に対する適応の「既往歴」のようなものです。

　たとえ痛みが起こらない場合でも，ストッキング，タイツ，靴下など，体にぴったりした衣類がずれてしまったときのような不快感があります。それは，どうしても慣れることのできない心地の悪さです。

筋膜をリリースする

　これまで，筋膜の簡単な解剖学や触察法などを紹介してきましたが，ここで，実際に筋膜を変化させる方法を見てみましょう。それはつまり，縮んで硬くなってしまった筋膜に刺激を与えて，長さをもどし（伸ばし）緩めてやる方法です。これを専門的に「筋膜をリリースする」と言い，その方法をこの本では「リリース・テクニック」と呼んでいます。

　これから，「加圧法／けん引法」という2つのリリース・テクニックを紹介していきますが，それぞれ簡単な手順や特徴，注意点がありますので，以下にそれをお話ししていきます。

　さて，加圧法にもけん引法にも決まったやり方があります。まず加圧法についてですが，簡単に言うと，「押さえて伸ばす」ということです。この本では，「押さえる」ほうを「垂直圧」と呼び，「伸ばす」ほうを「平行圧」と呼ぶことにします。

垂直圧と平行圧

A. 垂直圧

　筋膜の面に向かって「垂直に」圧をかけます。

B. 平行圧

　筋膜の面にそって「平行に」圧をかけます。
＊垂直圧の例：指圧／平行圧の例：一般のマッサージ／垂直圧＋平行圧の例：SI，筋膜リリース

筋膜をリリースするときの，圧のかけ方の実際
①垂直圧によって，筋膜にしっかりとコンタクトします。このとき筋膜を押さえるために，触察するときよりも少し深め（強め）に押すようにします。
②筋膜にしっかりとコンタクトした後は，筋膜を伸ばす（リリースする）意図をもって，平行圧をかけます。
③筋膜が伸びる（リリースする）わずかな感覚を待って，ゆっくりと手を離します。

　圧の持続時間は60秒から90秒あれば十分でしょう。10秒持続していると筋膜の構造に変化が起こりはじめ，しだいに柔らかくなってきます。
　この加圧法は，圧と熱を加えて筋膜の組織を変化させる方法です。次に紹介するけん引法は，組織を伸ばす方法です。

けん引法

　けん引法は，伸長によって筋膜をリリースする方法です。以下はその手順です。
①腕や脚，あるいは頭をもち，胴体から離れる方向へゆっくりとけん引します。
②限界点までけん引して，そこで待ちます。思いきり引っぱりすぎないようにしてください。
③再びゆっくりけん引し，次の限界点で止めます。しばらく待って手を離します。

　けん引法の場合には，うつ伏せで行なうよりも，仰向けか横向きで行なっ

たほうが，受け手に心地よさがあるでしょう。また，けん引するときの，床からの角度によって，影響のおよぶ場所が変わってきます。たとえば受け手が仰向けのとき，腕をけん引するとして，床と平行にけん引すればお腹側に，床から角度をつけてけん引すれば背中側に影響があります（図10）。

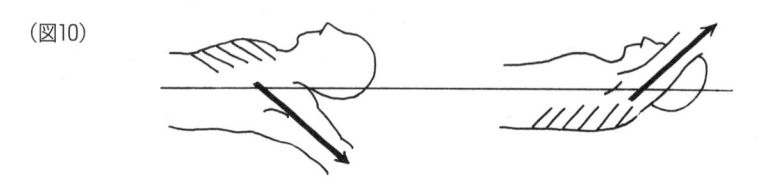

（図10）

けん引するときの方向によって，影響のおよぶ場所（筋肉）が違ってきます（図11）。

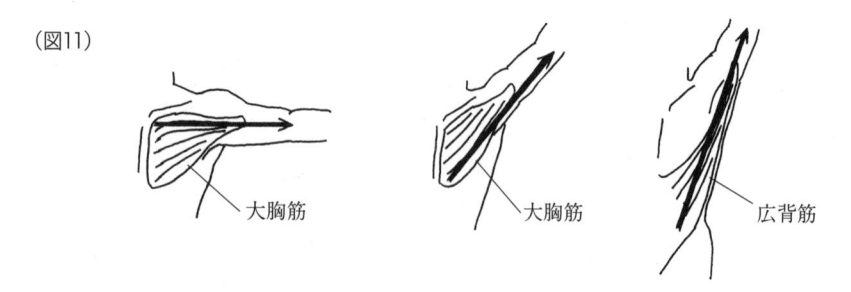

（図11）

大胸筋　　　大胸筋　　　広背筋

　加圧法はどちらかというと，せまい範囲に，あるいは決まった場所にフォーカスして筋膜をリリースしようとするときに使い，けん引法はどちらかというと，広範囲に（たとえば腕全体，背中全体というように）リリースしようとするときに使います。

働きかける部位
　さて，上に紹介した2つのリリース・テクニックですが，筋膜が縮んで硬くなってしまった部分に適用します。そうすることで，わるくなった姿勢や動作が改善されるわけです。では，どうやってそうした部分を発見したらよいでしょう。

筋膜が不自然に変形（縮んだり，ねじれたり，厚くなったり，硬くなったり）していたりすると，重苦しい感覚があったり，はっきり「どこが」とは言えないような痛みがあったりします。ですから，リリース・テクニックを使おうとするとき，もしどこに働きかけてよいかわからなければ，そのような痛みを「サイン」としてとらえ，それが生じている部位やその周辺に働きかけます。その結果，筋膜の変形が修正されると，なんとも言えない気持ちよさが感じられ，多くの場合，姿勢や動作も調整されるのです。

例外／痛みを追っても……

　痛みや重苦しい感覚をサインとしてとらえることで，筋膜が縮んで硬くなった部分を発見できると言いましたが，じつはそれだけではカバーできない例も中にはあります。

　ある部分の筋膜が縮んでしまうと，それに呼応して別の部分の筋膜が伸ばされていることがあります。たとえば，背骨の側湾とともに背中の右側の筋膜が縮み，反対側が伸ばされていたりします。そんなとき，痛みがあるのは右側にかぎりません。伸ばされた左側が痛む場合もあるのです。ですからこの場合，痛みはないとしても縮んでいる右側に働きかける必要があるわけです。

　こうしたむずかしい例をクリアするためには，姿勢や動作，少なくとも姿勢の歪みを見られなくてはなりません。8章の「姿勢と動作の分析」でその具体的な方法をお話しします。ひとまず，あなたが8章を読むまでは，痛みや不快感を追いながら，筋膜をリリースしてみましょう。それでもかなりの程度，よい結果は得られるはずです。

仮想のラインを引く

　セミナーやカルチャースクールの講座では，「ボディワーク入門」とか「家庭でできるボディケア」といったタイトルで，ボディワークのテクニックや考え方を教えていますが，むずかしい解剖学なしに学んでいただくために（こ

の本では，解剖学がいくらか出てきますが），少し教え方をくふうしています。

　その1つはラインを使った方法です。体に「仮想の」ラインを引き，そのラインを伸ばすつもりで働きかけます。「仮想の」というのは，つまり「心の中で引く」という意味で，実際に体の上にラインを書くわけではありません。

　この本でも，リリース・テクニックを部位別に紹介している9〜10章においては，いくつかラインを図示し，そのラインにそったテクニックを解説しています。

筋膜がリリースする手ごたえ

　筋膜がリリース（注7）するとき，私たちの手の下でとても特徴的な反応を見せます。ある時点までゆっくりと引き伸ばされていきますが，ある時点で急にふっと伸びきります。これは，筋膜の組成によるのです。最初に，ゆっくりと伸びていると感じるとき，その反応は弾性線維が伸びている反応です。次に，急にふっと伸びるのは，コラーゲン線維がその瞬間に構造を変えたのです。

　その他に，受け手の体から温かさが感じられることがあります。これは，筋膜の変化から血液循環が起こり，代謝がうながされるためです。

（注7）この本では，「リリース」という言葉が頻繁に使われています。また，「セルフ＆ペア・リリース」というように，テクニックの名称にもなっています。リリースとは，筋膜をはじめとする軟部組織が，緊張状態から「解放（＝リリース）」され，弛緩して長くなることだと思ってください。

コーンスターチでリリース感覚を学ぶ

　筋膜がリリースするときには，施術する私たちの手の下で，やわらかく溶けていくような感覚があります。これは初めのうち，なかなか感じとれないかもしれません。ロルフ・インスティテュートでは，この感覚を学ばせるために，おもしろいくふうをしています。コーンスターチ（注8）を使うので

す。

　コーンスターチを水にひたすと，独特のねばりけが出てきます。その上に軽く指先を置いて待っていると，まるで生き物がうごめくように，指の下から少しずつコーンスターチが逃げていき，最後にふっと指の下から消えて，容器が指先に当たるといった具合です。そのとき指先で感じる「うごめき」や「消える」感じが，筋膜がリリースするときの感覚にとてもよく似ているのです（注9）。

　この方法を体験した後で，実際に筋膜に働きかける練習をすると，リリース感覚がたいへん予想しやすくなります。

　カルチャースクールの講座や私たちのワークショップでも，このコーンスターチを使った方法をよく行ないますが，とても人気のある「出し物」になっています。

（注8）コーンスターチはトウモロコシのでん粉でできた食材で，パンケーキやから揚げの衣に使われたりします。

（注9）ロルフ・インスティテュートでは，筋膜がリリースするときの感じを擬似体験させるためにこの方法を使います。皆さんも，興味があればやってみてください。コーンスターチを水にひたす程度は，「ひたひた」くらいがよいでしょう。あまり少ないと固まってしまいますし，多いとやわらかすぎて，「うごめく」感じが出にくくなります。

SIのセッションの実際

　SIの手技が，この本で紹介する「セルフ＆ペア・リリース」のもとになっています。ここで，SIのセッションの様子を皆さんにお伝えしたいと思います。本当は，デモンストレーションをお見せするか，実際にセッションを受けていただくのが，「SIとはどんなものか」がいちばん伝わりやすいと思うのですが，ここではそうもいきません。SIに興味のある方，セッションを受けてみたい方は，巻末にプラクティショナーの連絡先がありますので，彼らに

連絡をとってみてください。

　毎回のセッションのはじめには，カウンセリングの時間を十分にとります。たとえば，クライアントと「変化」について話し，これまでの経過を確認し，前回からの進展を聞きとります（注10）。それが初回のセッションならば，何がクライアントの訴えなのか，どんな目的があるのかなど，セッションを受けるに至ったいきさつを時間をかけて聞きとろうとします。

　カウンセリングが終わった後，クライアントにはスポーツタイプの上下や水着，あるいは下着になってもらい，姿勢や動作を詳しく観察します。SIではこれを「アナリシス」と呼んでいます。

　毎回のセッションに目標（「体の全面を伸ばす」「体の中心を伸ばす」など）があるので，前回の目標がクライアントの体に反映されているかどうかを調べます。セッションの直後よりも変化が大きく表れていることも多いため（注11），注意深い観察が必要です。この観察と施術中の触察，そしてその回の目標によって，セッションの内容が決まってきます。ですから，レシピ（27, 28ページ参照）があったとしても，セッションがみな同じになることはないのです。

　カウンセリング，アナリシスと続き，次は施術です。クライアントは施術テーブルの上に横になります。このとき，緊張しているクライアントも少なからずいます。初回のセッションではとくにそうです。シーツやタオルで体を包まれるだけでも，クライアントはいくぶん落ちついた気分になります。また音楽をかけたり，部屋の温度や照明を調節したりすることが助けになります。

　クライアントがあまりに緊張しているようなら，その呼吸や緊張度を感じとるようにしながら，手のひら全体を使って軽く接触することからはじめます。こうした方法とともに言葉がけを行ない，クライアントが落ちつくのを待ちます。

　プラクティショナーは，手技（ハンズオン・テクニック）を使ってクライアントの体に働きかけます。不注意な触れ方や気づきのない触れ方がないよう

に，十分な注意のもとでクライアントにコンタクトします。触れることはセッションにおいて主要なコミュニケーションの手段なので，確かな意図をもって触れるようにします。同じ触れ方であっても，意図をもつときとそうでないときとでは，結果や伝わるものがまったく違ってきますし，意図をもつのでも明確で具体的な意図をもつほうがよいのです。触れることは，ときに言葉よりも多くのことを語ります。心して行なう必要があります。

　体の組織の状態を調べようと思うのなら，「耳を傾ける」ような，受動的な接触をしなければなりません。手全体でもよいし，指先でもよいから，組織の上にとどまって，こちらから探すというより，何か「聞こえてくる」のを待つようにします。

　次に，クライアントの体に置いた手を少しずつ動かしていきます。組織の可動性を調べるために，さまざまな方向へ動かしてみます。ある方向が別の方向よりもよく動いたり，また，ある方向ではゆるやかな抵抗を感じ，反対の方向では壁のような制限にぶつかるかもしれません。

　筋膜組織の緊張や制限の状態は，クライアントによってまちまちだし，同じクライアントの体の中でも，部位が違えば当然違っています。短縮した筋膜は，動かされたときに弾力性がなく，生き生きした感じがありません。組織に含まれる水分がとぼしいので，流動性がなく硬い感じがします。また，皮膚の温度は他の部分とくらべて冷たく感じられます。

　触察をしないで手技を使っても，思うような結果はまず得られません。効果的にセッションを行なうために，触察力が鍵となります。プラクティショナーは，クライアントの体に圧をくわえながら，組織の変化を触察します。つねに変化を感じとり，タイミングを見はからって手を離します。働きかけは適度にしないと，組織どうしのバランスをかえってくずしてしまう恐れもあるからです。SIの施術のデモンストレーションを見学すると，その進め方がときどきとても即興的に見えるのは，このような理由によります。触察で得た情報にもとづいて施術の進行ぐあいや内容が変わり，組織の状態によって計画が立て直されます。

プラクティショナーは触察力を使って組織の動きについていきます。働きかける正しい方向は，組織が開いていく，あるいは柔らかく広がっていく方向です。もし自分の手技によって組織の密度が増し，かえって硬くなっていくように感じるなら，おそらくプラクティショナーは間違った方向に組織を動かしているのです。

　なかなかリリースされない部位があっても，その方向が正しいと感じるなら，手技の圧を保ってがまん強く待ってみます。トレーニング中の交換セッションでは，よく「ハングオンしなさい（そこに留まりなさい）」とアドバイスされたものです。ただし，むやみに押しても効果はありません。急がず，少し時間をかけることで，組織のがんこさがゆっくりとリリースされていきます。

　組織がリリースされるとき，とても特徴的な反応があります。ほんの少し抵抗するような動きや，逆に指を招くような動きがあり，それらが何度かくり返されて，ふっと伸びたり，解ける感覚があったりします。

　ゆるやかに圧をかけ，また時間をかけることによって，組織の温度が上がり，エネルギーの状態も高まります。細胞間物質（注12）内の流動性がうながされ，それによりコラーゲン線維が引き離されます。組織は柔らかくなり，制限はゆっくりと消えていきます。プラクティショナーの手には，リリースの瞬間，まるでバターが溶けていくように感じられます。

　セッションが進んでいくにしたがって，手技と組織との「リズム」が，しだいに合ってくるように感じられて，施術がスムーズに運びはじめます。そうなってくると，リリースされるべき部位はクライアントの体が示してくれます。ここまで来たら，前もって決めておいた部位にこだわることはありません。そのとき，組織にとって必要と感じられる部位や，組織が動いていく方向へと働きかけていきます。そして，その方向は筋膜組織に沿うので，三次元的になります。つまり，プラクティショナーの手技は筋膜を面としてとらえますが，筋膜があらゆる器官を包み込むため，その手は立体的に動いていくのです。

プラクティショナーは組織の動きを追いかけていきますが，手の下にある組織のことだけでなく，つねにクライアントの全身が頭の中にあるようにします。そしていつでも，クライアントが立ったときの状態が視覚化できるようにしています。重力が体軸（注13）の方向に働いたとき，クライアントの体がどんな影響を受けるのかを予測できないなら，SIのセッションは成り立たないし，SIのプラクティショナーとしては不適格です。

　組織のリリースは，脈動やふるえ，熱感といった形で，プラクティショナーに伝わってきます。クライアント自身も，頭が重く感じられたり，軽い痛みが起こったり，脈拍や呼吸，体温の変化といったような自律神経系の反応を体験したりします。

　ときどき，クライアントに感情的なリリースが起こります。プラクティショナーは体の反応に対するのと同じくらい慎重になる必要があります。体への働きかけを中心とするセッションとはいえ，そういったクライアントの反応を無視したり，抑制させたりすることはありません。クライアントの体がリラックスしていれば，プラクティショナーは施術を続けながら，クライアントが自由な表現をできるような雰囲気を保ちます。もしクライアントの体が緊張してきたなら，いったん手を休めてクライアントに時間を与えます。手は触れないか，ほとんど圧をくわえずに触れ，クライアントの緊張が解けるまで待ちます。手を触れない場合には，呼吸や姿勢の変化から緊張の度合いを知るようにします。感情的な負担がリリースされて，十分に落ちつく時間をとります。

　施術によって姿勢や動作が整いはじめると，クライアントは最初のうち，慣れない身体感覚に違和感をおぼえるかもしれません。フィードバックにおいて，それを強く訴えるクライアントも少なくないでしょう。ワークルームに大きな鏡が備えてあれば，実際の姿勢や動作と，それにともなう身体感覚とのずれを，クライアント自身が確認できます。

　筋膜組織がリリースされることで，組織内に蓄積されていた乳酸や老廃物が全身に流れ出します。そのため，2，3日の間は，筋肉の張りや全身の疲

労感などを経験するクライアントもいます。それらを緩和するために，たくさん水を飲むように指導します。

(注10) シン・インテグレーションでは，施術の際（つまり手技を使う際）だけでなく，セッション全体を影響力のあるものとしてつくり上げようとします。マーク・カフェルの言葉ですが，クライアントをワークルームに招き入れた瞬間から，すでにワークははじまっています。

(注11) 日常生活にもどると，施術を受けた体が重力に反応します。

(注12) 代謝における輸送をうながすゲル状の組織で，線維組織どうしの摩擦を減らし，それらの動きを高めます。この細胞間物質内の状態によって，コラーゲン分子の結合のしかたが違ってくるので，細胞間物質の密度を変化させることで，コラーゲン分子が必要以上に結合してしまうことを防げます。

(注13) 体の中心となる仮想の軸です。

海に浮かぶ骨
軟部組織の「海」に骨が浮いている……

　私たちプラクティショナーは，クライアントの体に働きかけるとき，体のしくみをそんなふうにイメージしたりします。これは，体に変化を起こそうとするときには，とても役に立つイメージです。もともと，体はけっして固いものではありません。事実，体の80％は水分でできているのですから。

　皆さんも，リリース・テクニックを使いながら，体の組織の硬さや不変さに気持ちをくじかれそうになったら，そうしたイメージを思い浮かべてみてください。

抵抗？

　セッションがはじまって施術が進んでも，クライアントがなかなか緊張を解かないでいると，プラクティショナーの頭には，「抵抗」という言葉が思い浮かんできます。

「抵抗」に関して，プラクティショナーの言い分として多いのは，「あのクライアントには，施術に対する抵抗がある」というものです。けれども，こうした言い分は間違っています。「抵抗」はクライアントの中にあるのではないからです。それは，プラクティショナーとクライアントとの間，つまり，その関係性の中にあるのです。

むしろ，その原因をつくっているのはプラクティショナーの側だと見るほうが，正しくもあり，施術を進める上でも得策なのです（注14）。

私たちがセルフ＆ペア・リリースを行なう場合，「抵抗」はそれほど大きな問題とはならないでしょう。けれども，受け手の緊張がなかなか解けない場合には，次のことをチェックしてみてください。

①与え手は緊張していないでしょうか？
②手技で無理な力を使っていないでしょうか？
③受け手に何か困難な状況（ストレスの多い姿勢，落ちつかない場所，痛み，など）を強いていないでしょうか？

もしそうしたことが思い当たるのなら，それに呼応して受け手も緊張し，与え手の無理強いに抵抗しているかもしれません。

(注14) SIのセッションでは，もし抵抗があるのなら，プラクティショナーはクライアントを十分に援助できません。これはある程度，セルフ＆ペア・リリースにおいても言えることでしょう。SIでは，「クライアントを施術する」よりも，むしろクライアントと施術し，協力関係の中でセッションをつくり上げていきます。

体の変化，心のしがみつき

体の組織が変化しても，変化前のバランス（注15）に心がしがみつこうとして，姿勢や動作がなかなか改善されないこともあります。

たとえば，肩や脇がゆるんで腕が自由になっても，依然としてバランスをとろうとして脇を固めたり，手をさし出すことをためらってしまったりする

のです。そのような場合には，イメージの中で手をさし出すリハーサルをしたりするのも助けになるでしょう。また，慣れない動きは，最初のうち，自分で決めた時間や場所だけで行なってみることも改善のきっかけになるでしょう。

(注15) 身体的なバランスだけでなく，心理的・感情的バランスも含まれます。

セルフ・リリースにおける姿勢

セルフ・リリースを行なうときには，ストレスのない，自分が心地よいと感じる姿勢を選びましょう。体からなるべく力を抜き，重力に逆らうような，無理な姿勢は避けてください。

ペア・リリースのときの受け手の姿勢の注意点

ペア・リリースのときの受け手の基本姿勢は，仰向け，うつ伏せ，横向き，座り姿勢の4種類とします。

〈仰向け姿勢の注意点〉

肩甲骨が床に当たって痛くないでしょうか？ マットなどを敷いて行なう場合にも，肩甲骨の部分に圧迫感があったりするかもしれません。肩や腕，あるいは首の位置を調整してみてください。また緊張のため，背中がそって床から離れていたら，「お腹」を床のほうへ下ろすイメージが役に立ちます。

腰痛のある人に施術を行なうときには，必ず膝を立てさせてください。腰痛持ちの人にとっては，仰向けで脚を伸ばして寝るだけでも，かなりのストレスになります。膝を立てることで，骨盤の後ろ側が脚の方向へ引っぱられて，腰背部（背中の下のほう）の筋肉が伸ばされるので，腰の緊張がやわらぐのです。ただし，膝を立てているのが，リラックスのじゃまになったり，かえって辛そうならば，膝の下にクッションを置くなど，くふうしてみてください。

〈うつ伏せ姿勢の注意点〉

　うつ伏せの姿勢でいちばん困るのは，顔の向きではないでしょうか。腕を重ねた上に顔をのせようとする人がいますが，これは，首や肩が緊張しますので避けてください。最初に左右どちらかに倒して，めんどうでもこまめに向きを変えるようにしてください。

〈横向き姿勢の注意点〉

　クッションを使って安定させてください。胸に抱えたり，上になったほうの膝を曲げてその下に当てがったり，いろいろくふうしてみてください。肩や首が痛むようなら，頭の下に枕やクッションを敷いてください。

〈座り姿勢の注意点〉

（図12）

　できたら背もたれのない椅子を使うのがよいでしょう。座ってみて，座面に坐骨が当たるくらいの高さが理想です（図12）。床に直接座る場合には，正座か膝を胸の前で抱える姿勢がよいでしょう。

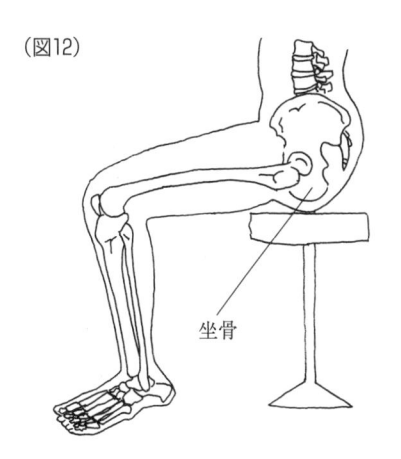

坐骨

ペア・リリースにおける与え手の姿勢，体重操作

　与え手はときどき，自分の姿勢をチェックしてください。肩や首はリラックスしていますか？　緊張していると，腕を通してそれが受け手に伝わります。もしも疲れてきたら，重心を移動したり，受け手に対する自分の位置を変えたりしてみてください。それだけでも，かなり楽になる場合があります。けれども基本的には，疲れたらやめるか，役割（与え手／受け手）を交換してください。

圧のかけ方はとても重要です。手先や腕の力によって行なうのではなく，自分の体重をうまく利用しましょう。そうすれば，多くの力を必要とせず，疲労や緊張を感じることも少ないでしょう。
　筋力を使うのと体重を使うのとでは，受ける感じも違います。筋力を使うと圧が安定せず，ぎこちない感じが伝わってきます。
　もちろん，体重を利用しようとするときに，指や手首の関節を筋肉で安定させることは必要です。ただし，強い力を入れて固定してはいけません。関節が固定されると，受ける方は硬い棒で押されているように感じます。安定とともに「柔軟性」を維持するように心がけましょう。

姿勢によって知覚が影響を受ける

　体にかかる負荷が少しでも変化すると，私たちの知覚もそれにつれて変化します。どんな負荷でもよいのですが，たとえば，立っている状態からわずかに膝を曲げ，そのままの姿勢をしばらく保ってみてください。すると，大腿や下腿，背中や腰のあたりが張ってくるでしょう。同時に，呼吸も微妙に変わってきます。周囲の様子に注意を向けてみると，床がいつもより固く感じられたり，目の前の壁がやけに迫って見えたり，屋外の物音が小さく聞こえたりします。ですから，リリース・テクニックを使うときにも，姿勢が不安定だったり，体重のかけ方がかたよっていたりすると，私たちの知覚はそれによって鈍感になったり，過剰になったりするのです。

弛緩集中

　カルチャースクールやセミナーで，ペア・リリースの練習をしていると，集中するあまり呼吸するのを忘れてしまう人がいます。また逆に，意識してくり返し深呼吸をしている人もときどきいます。慣れないことをするときには，よくあることかと思いますが，こうしたいつもと違う呼吸は，体を緊張させ，疲れやすくさせます。自分にとって自然で，心地よい呼吸ができればよいのですが，なかなかむずかしいものです。

そこで，1つ簡単な方法をお教えします。「弛緩集中」という集中のしかたです。ふつう私たちの常識では，「集中」には「緊張」がつきものです。つまり，「緊張集中」が一般に考えられる集中のしかたでしょう。この集中は，自分の意識を一点にしぼりこみ，他のものを見えない状態にします。施術の場面で言えば，自分が働きかけている部分にしか目が行かず，まるでその部分しか存在しないかのように集中している状態です。それに対して「弛緩集中」では，クライアントの全身に注意が向けられています。肩から力が抜け，起こることをそのまま受け入れるような状態です。ですから他に，「受動的注意集中」とも言われます。

　これを習得するのに簡単な方法がありますので，ぜひやってみてください。受け手の体に触れているとき，まず触れている部分から目を離し，顔を上げてください。そして，触覚だけでその部分をとらえてください。その部分を感じながら少し背すじを伸ばし，お腹の底から息を吐いて，部屋の中を見渡してください。どうでしょう？　緊張はありますか？　クライアントの体から感じるものは，どう変わりましたか？

手技のための「道具（ツール）／tool」

　セルフ＆ペア・リリースでは，腕や手のさまざまな部分が手技の「道具」として使われます。

1．指（四指，母指）

　指は，私たちの体の中でもっとも自由に動かせる「道具」です。ですから，どこよりもコントロールされた，繊細な手技が可能です。とくに，せまい部位に対しては非常に有効です。ただし，体の使い方に注意しないと，指はもちろん，手や腕の関節や筋肉に大きな負担をかけてしまいます。できるだけ，どの関節も無理な曲げ方をせず，理

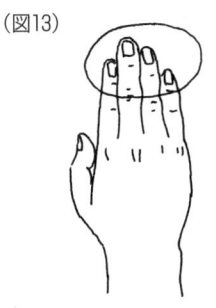

（図13）

想的には一直線にし，また，筋力よりも体重を利用するようにしてください（図13, 14）。　(図14)

2．指の関節

指と同様にせまい部位に対して非常に有効であり，しかも負担は少ないです。ただし，指とくらべると，繊細さの点では多少劣ります。また，力の入れぐあいによっては，手首が不安定になるので，親指をサポートとして使ってください（図15）。

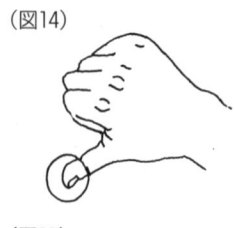

(図15)

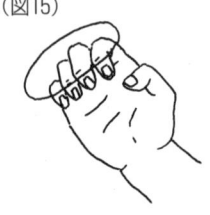

3．拳

(図16)

広い範囲に圧をかけたい場合に使えます。手首をできるだけまっすぐに保ち，体重を拳の上にうまくのせてください。組織が硬くなった部分にゆるやかな圧を加えます（図16）。

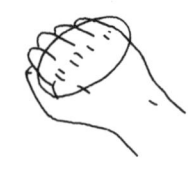

4．前腕

(図17)

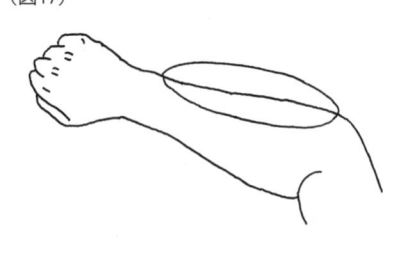

長い筋肉や平たい筋肉に対して，体重をのせてゆっくりと圧をかけます。深部に達する圧を広範囲に，しかも安定してかけることができます。ただし，この部分での触察はむずかしいかもしれません（図17）。

5．肘

肘を使うことで，受け手の体にとても大きな力が加わります。これは，与え手が慣れていないと予想以上のことがありますので，注意してください。

与え手は，受け手の反応を観察しながら，あるいは直接受け手に聞きながら，ゆっくりと圧を加えはじめ，だんだんと強くしていきます。前腕と同様，この部分での触察はむずかしいかもしれません（図18）。

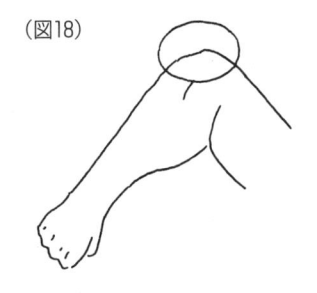

（図18）

どのくらいの力で押したらいいの？

　カルチャースクールの講座では，リリース法として，ペアになって行なう方法＝ペア・リリースと，自分自身に対して行なう方法＝セルフ・リリースの，2種類の形を教えています。教える順番は，試行錯誤した結果，セルフ・リリースが先になりました。受講生の皆さんに渡している，セルフ・リリースの実技用の資料には，次のようなただし書きがあります。

〈ペア・リリースの準備も兼ねて〉
　セルフ・リリースを行ないながらペア・リリースの準備もしましょう。
　どのくらいの圧（手や拳や肘による押す力）で行なうと，自分にとって気持ちがよいでしょう？　あるいは，「伸びた感じ」があるでしょう？　その「感じ」をペア・リリースのときの参考にしてください。
　ただし，一人ひとりの感じ方は違うので，ペア・リリースのときには自分の「感じ」を参考にした上で，ペアになった相手の方に「どう感じるか」を聞きながら行ないましょう。
　以前には，受講生の皆さんから，「どのくらいの力で押してよいものですか？」という質問をよく受けましたが，最近では，学ぶ順番とこのただし書きが役立って，この質問は受けなくなりました。

慣れない感覚を受け入れる

　セルフ＆ペア・リリースによって，体から痛みがとれ，姿勢や動作が整ったのに，何かしっくり来ないという場合もあるかと思います。たとえば，何

十年もの間，首を左側に傾けて暮らしてきたとして，リリース・テクニックによってその首がまっすぐになった場合，肩や首のこりはとれたものの，首が右側に傾いているように感じてしまう，というように。いくらそれが構造的にみて正しい状態であっても，慣れていないと，やはり違和感があるものです。最初のうち，「へんな感じ」があったとしても，様子をみてください。

セルフ＆ペア・リリースの注意点／やりすぎないように！

　セルフ＆ペア・リリースを皆さんが実際にはじめてみると，体の変化の大きさに驚かれて，最初のうちは夢中になるかもしれません。けれども，一度に多くの場所に働きかけたり，全身にわたってリリースしようとは思わないでください。

　どれか，そのとき必要と思われるテクニックを１つか２つ行なって，それから立ち上がってみてください。鏡に映して，姿勢がどう変わったか観察し，また，立った感じの違いを調べてみましょう。しばらく動いてみるのもよいでしょう。もし次のテクニックへ移るとしたら，それからです。

　あまり急激な変化が起こると，体にとっては負担です。また，不安定感や不快感があったり，それまで慣れていた動きの多くに違和感をおぼえたりすることもあります。そのため，体が安定をもとめ，かえって緊張が高まったりもします。

有害物質を流し去るために

　セルフ＆ペア・リリースを行なった後には，とにかく水を飲んでください。リリース・テクニックによって体の緊張がほぐれると，体液が流れはじめ，蓄積していた有害物質を運んでいきます。それらを体外へ流し去るには，多くの水が必要です。水分が不快感を和らげてくれます。

変化を定着させるために

　リリース・テクニックを行なう前と行なった後では，ほとんどの人が身体

感覚に違いを感じるでしょう。とくに，ペア・リリースを受けた後では，その違いは大きいと思います（注16）。この違いをよりはっきりと受け手が自覚できるように，少し時間を置いた後，与え手は受け手に身体感覚についての質問をしてください。施術した部位に関して詳しく聞いてもよいし，「どんな感じがしましたか？」といったオープン・クエスチョンを向けてもかまいません。こうした質問によって，受け手は体に起こった感覚的な変化をより具体的に自覚できるでしょう。もし全身を映せるような大きな鏡があれば，与え手と受け手で外見的な変化も確認してみてください。こうした手続きを踏むことで，起きた変化を定着させることができます。

(注16) セルフ・リリースとペア・リリース，つまり，自分で自分に施術するのと，完全にリラックスして他の人に施術してもらうのとでは，やはりリリース感に違いがあります。そのかわりに，セルフ・リリースには，どこでも気軽にできるという利点があります。

リラクゼーションのための時間

　セルフ＆ペア・リリースを行なうことで体の緊張がとれてくると，今までになくリラックスできるようになるでしょう。
　健康な体を保つには，リラクゼーションが必要です。リラックスするのが苦手というクライアントの方が，私たちのところにもときどきいらっしゃいます。リラクゼーションのために決まった時間をとるようにしましょう。
　体の力を抜いて休める姿勢をいくつか発見するのもよい方法でしょう。いろいろな姿勢でリラックスできれば，体を休めるチャンスはそのぶん増えると思います。

衣類の着脱

　本来，SIのセッションでは，クライアントに下着になってもらうか，水着やそれに類するものに着替えてもらいます。これは，体の表面に表れるわず

かな情報を，視覚的にも触覚的にも見逃さないためです。たとえば，表層の筋膜が可動性を失って短くなっていると，その上の皮膚は張りつめたように見え，体温も低かったりします。

　ですから，SIの個人セッションを行なう場合には，特別なケース以外は必ず施術前に脱衣してもらいます。そして，特別なケースというのは，たとえば片麻痺などの障害をもち，衣類の着脱が容易でない方々にかぎります。クライアントが着衣のまま施術をするためには，かなりの触察力と手技力が必要になります。

　この本で紹介しているセルフ＆ペア・リリースは，SIのテクニックがもとになってはいますが，そのものではありません。私たち著者が，体に障害をもつ方々とのセッションや，カルチャースクールでの経験をもとにアレンジしたものです。カルチャースクールでは着衣のままで練習し合っていますが，高い効果が上がっています。

　また，着衣で行なえるということが，けっこう「長所」にもなっているようです。どこでもいつでも気軽にできることもあって，特別な時間や場所をもうけて行なう堅苦しさがなく，これらのテクニックを通して体に触れる機会が自然に増えるという生徒さんの声をよく聞きます。

　ただし，もし脱衣で行なえる状況や関係性があるのなら，ぜひ脱衣しても行なってみてください。高いリリース感が得られるでしょう。

4　重力と姿勢

重力の影響から起こること

　私たちの力でどんなに高く投げ上げても，ボールは落ちてきます。へたな積み方をすると，荷物はくずれてしまいます。バスタブにためた水は，栓を抜くと排水溝へと吸いこまれていきます。雨は上から下に落ち，海の水はこぼれません。私たちの身のまわりで，重力の影響から起こることは，数えきれないほどあります。私たちの体にも，この同じ働きが影響しています。

空と大地

　ロルフィングのトレーニングでは，重力に関する講義の中で，あるスライドを見せられました。それは，2人の男性が向こうへ歩いていく様子が写っているものです。

（写真1）

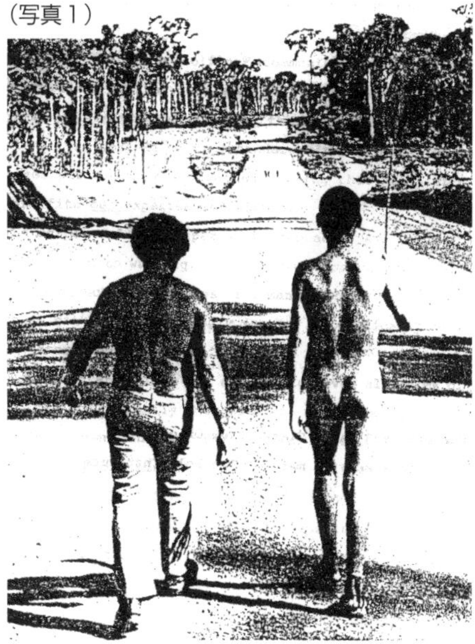

　彼ら2人の後ろ姿には，まったく違う印象がありました。1人はズボンをはいた白人男性で，もう1人はヤリをもった，どこかの部族の男性で，たぶんアフリカ人ではないかと思います（写真1）。

　彼らは並んで歩いています。白人男性からは「上から頭を押さえつけられた」または「体を押しつぶされた」ような印象を受けます。いっぽう，部族の男性からは「空

に向かって体が伸び上がっている」ような印象を受けるのです。これは2人の，重力との関係のとり方の違いから来るものです。

　アイダ・ロルフは「重力は友か，さもなければ敵です」と言いました。私たちがバランスを失えば，重力は私たちを地球の中心へ向かって押し倒してしまうでしょう（注1）。反対に，重力にうまく対応すれば，それは友として私たちを支え，大地から空へともち上げてくれるでしょう。

　さて，部族の男性のような「上方への伸び上がり」は，大地にしっかりと根づくことによって，はじめて可能になります。SIでは，このような現象を「逆方向の調和 Palintonicity」という言葉で表します。

　たとえば，姿勢がわるく背が低く見えるからといって，背を伸ばそうと努めても，なかなか思うようにはいきません。無理に伸ばそうとすると，首や背中に力が入って体がそり返ってしまい，見た目にはかえって縮んでしまうことさえあります。ところが，地面を踏みしめたうえで背を伸ばそうとすると，余分な力を使わず，まるで地面に助けられるように，簡単に背を伸ばすことができるのです。

（注1）重りにヒモをつけてつるすと，重りはいつも地球の中心を向きます。この，重りの向く方向を「鉛直方向」と言います。つまり「鉛直方向」とは，重力が働く方向のことです。「鉛直方向」は，ヒトが存在する以前から，この地球上にありました。私たちは，長い歳月をかけて重力に適応し，今ある体の形と働きを獲得したのです。この「鉛直方向」とうまく付き合い，重力とよい関係を保つことが，私たちが健康に生きるための条件であり，また，課題でもあるのです。そして，重力との「よい関係」をはかる目安は，私たちが無理なく立てるかどうか，無駄なく動けるかどうか，ということでしょう。

重力と赤ちゃんの発達／個体発生

　ヒトの発達は重力と関わりながら進んでいきます。まず首がすわり，続いて，寝返り，お座り，ハイハイ，つかまり立ち，ひとり立ち，ひとり歩き，

というように。

　ヒトの赤ちゃんは，他の哺乳類とくらべて未熟な状態で生まれてきます。すでに，二足で歩くのに必要な条件は，赤ちゃんの脳の中に準備されてはいますが，それを引き出すには重力という外からの刺激が必要なのです。赤ちゃんの脳は，重力の刺激を受けとって，適切な神経回路を形成していきます。

　重力による「引っぱり」は，その反対方向の運動を引き起こし，筋肉をきたえます。

　赤ちゃんが腹ばいで寝ていて，頭の下に何の支えもないとき，重力は赤ちゃんの頭を下に引っぱって首を前へ倒させます。それによって，首の後ろにある筋肉が伸ばされます。伸ばされた筋肉は，それに反応して収縮します。

　赤ちゃんが仰向けで頭に支えがない場合には，重力によって赤ちゃんの首は反り返る方向へ引っぱられます。それによって，首の前側の筋肉は伸ばされて，収縮するように刺激を受けます。

　赤ちゃんが腹ばいで寝ていて，頭に支えがある場合はどうでしょう？　重力は赤ちゃんの頭を左右どちらかに回転させ，関わっている筋肉を伸ばし，やはり収縮をさそいます。

　こうして赤ちゃんは，頭の動きをコントロールする体験を積み重ねて，筋力がつき，いわゆる「首がすわった」状態になっていきます。

　赤ちゃんはやがて，腹ばいで肘を使って体を支えはじめます。このとき重力は，赤ちゃんの体を下へ引っぱり，肩甲骨やそのまわりの筋肉，首の後ろの筋肉などを伸ばします。これによってそれらの筋肉が反応し，収縮が起こります。赤ちゃんは床から体をもち上げる能力を発達させます。

　その後，まっすぐに座ったり，立ったりするようになると，重力は脚や胴体に影響を与えます。赤ちゃんが前かがみの姿勢をとるとき，重力は胴体をさらに前へ曲げる方向に引っぱり，その結果，胴体，股関節を反らせる筋肉は伸ばされ，収縮をさそわれます。

　赤ちゃんの運動発達は，随意運動（注2）が頭から足の方向へ，また体の中央から末端へと広がり，背骨にそった体の各部分が，他の部分から独立し

て運動できるようになる過程です。そして，赤ちゃんの体勢からその発達を見ると，重心の位置が上昇していく過程と見なすこともできます。

　随意運動が広がり，背骨にそった体の各部分の独立した運動ができるようになるにしたがって，赤ちゃんの重心は上昇していきます。寝返りで床から少し離れた重心は，「お座り」から「たっち」にいたって飛躍的に上昇します。

　四足から二足への変化は突発的に起こるわけではありません。「ハイハイ」によって首から背中，腰にかけての筋肉を発達させた赤ちゃんは，壁などを伝うようにして立ち上がり，手で体を支えながら「伝い歩き」をはじめます。

　こうして「つかまり立ち」「伝い歩き」をするようになると，壁から手を離して「ひとり立ち」「ひとり歩き」ができるまで，もう少しです。

（注2）自分の意思にしたがう運動。

海から陸へ／系統発生

　重力は私たちの体を地球の中心へと引っぱります。本当は，私たちと地球とは，たがいに引っぱり合っているのですが，私たちの体と比べて地球があまりに大きく重いので，引っぱり合いというよりも，私たちが一方的に引っぱられているように感じるのです。

　私たちは遠い昔，まだヒトの形をとる以前から，地球との引っぱり合いをしてきました。私たちの祖先が，海の中に棲んでいたころからのことです。

　やがて，私たちは海から陸へ上がり，はじめは地面をはうように四つ足で歩き，そして胴体が地面から離れ，最後に二本足で立ち上がったのです。私たちが陸へ上がったことで，重力の引っぱる力は，海の中にいるときよりも強くなりました。体にかかる重力が6倍になったのです。

　このように，地球との引っぱり合いの歴史は，私たちが海に棲んでいた昔から，こうして陸上に住む現在まで続いてきましたが，その中で私たちの体

は，その引っぱり合いを通して，そしてまた，それを前提として発生するようになったのです。

重力は友か敵か

体の問題が生じたときには，何かの理由で体と地球（重力）との関係が悪くなっていることが考えられます。重力との関わり方はニュートラルではありえません。アイダ・ロルフが言うには，重力は「友か敵か」です。体のバランスがとれていれば，重力は私たちをサポートし，地面は支えとなります。バランスがとれていないと，私たちの姿勢や動作は，重力による重さに圧倒されてしまいます。

抗重力メカニズムと抗重力筋

ヒトは赤ん坊から成長してやがて立つようになりますが，成人でもわずか30センチにも満たない2つの足だけで体を支えているのですから，力学的に見てきわめて不安定な状態にあると言えるでしょう。

けれども，それにもかかわらず安定して立ち，運動できるのは，私たちの体が重力の作用をうまく利用して，バランスがとれるように組織されているからです。重力は私たちの体を鉛直方向に引き下げます。それに対して体に備わった働きが，重力のこの下向きの力を利用して，逆に上向きに体を長くしようとします。重力に対抗するこの働きを「抗重力メカニズム」と言い，筋肉や骨，関節が神経系の絶妙なコントロールによって，体を常に安定した状態に保っています。

この抗重力メカニズムのために働く筋肉を「抗重力筋」と言います。ヒトは不安定な姿勢を保つために，他の四足動物とくらべてこの抗重力筋が発達していて，体幹や下肢にある筋肉のほとんどが抗重力筋だと考えてもよいほどです。

体の前面には，頸部屈筋群，腸腰筋，腹筋群，大腿四頭筋，前脛骨筋などがあり，後面には，頸部伸筋群，脊柱起立筋，大臀筋，ハムストリングス，

下腿三頭筋などがあります（図19）。

　立っているからといって，常に抗重力筋が働いているわけではありません。どの筋肉が活動するかは重心線と体の各部分との位置関係によって決まってきます。

　立っているときに多くの活動が見られる抗重力筋は，頸部伸筋群，脊柱起立筋，ハムストリングス，下腿三頭筋などです。これら体の後面にある筋群を主要姿勢筋群とも言います。

　立っている姿勢がもっとも安定した状態では，下腿三頭筋に活発な活動が

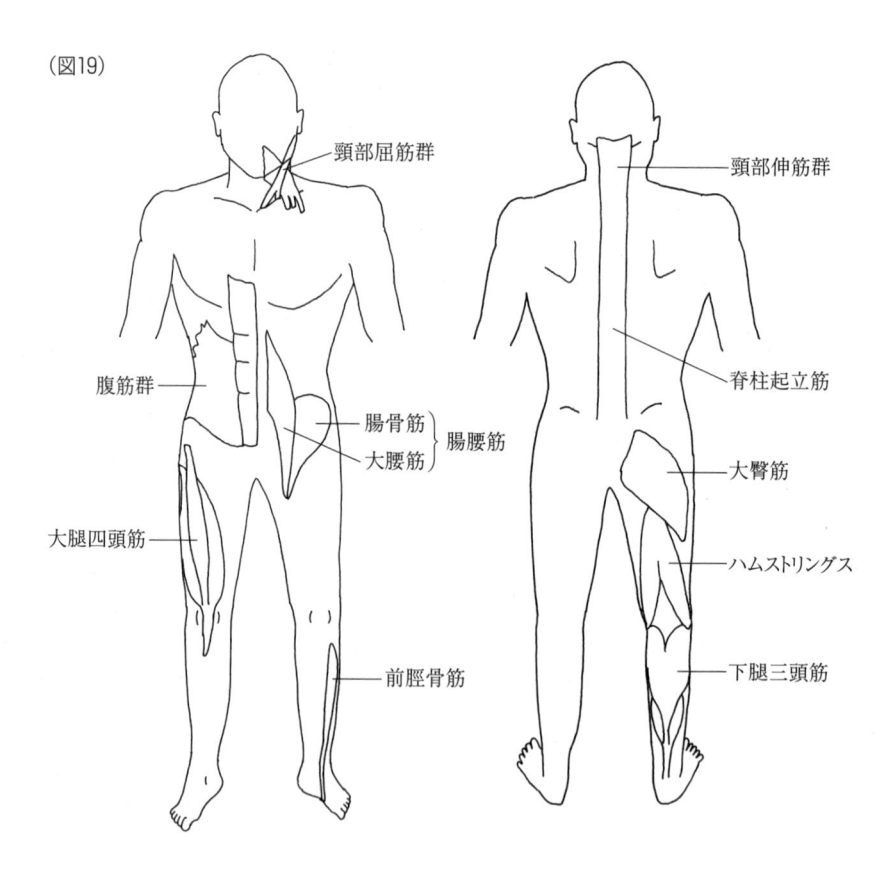

(図19)

見られますが，その他の抗重力筋の活動は常に見られるわけではありません。それらは活動したり休んだりといった状態にあります。

　足関節の形や上体を保っているのは主に下腿三頭筋の活動によりますが，それ以外は腱や靭帯によって支えられています。関節や腱や靭帯の負担が大きくなると，それらの固有感覚（注3）の信号によって筋活動が発現し，姿勢を保ちます。

（注3）固有感覚 Proprioceptive。筋肉にある感覚受容器から，筋肉がどれくらいの長さか（伸びたか，縮まったか）の情報を受け，それによって関節がどれくらいの角度か（伸びているか，曲がっているか）を感じます。嗅覚や触覚はすぐに順応する（臭いに慣れたり，肌に貼った絆創膏が気にならなくなったりします）のに対して，視覚とともにこの固有感覚は順応しないと言われています。

分節構造
　私たちの体は，頭，体節，大腿，下腿というように，いくつかの「節（ふし）」に分かれています。このことを，「分節構造」と言います。
　節というと，アリやムカデのような体を思い浮かべるかもしれませんが，私たちの体もしくみから言うと，この「分節構造」に分類されるのです。
　ただし，彼らの体と私たちの体には，大きな違いがあります。彼らの節が，地面に対してほぼ平行に並んでいるのに対して，私たちの節は，垂直に並んでいるのです。当然，重力の働きぐあいが，彼らに対するのと，私たちに対するのとでは，まったく違ってきます。
　節がもともと，地面あるいは支持面（注4）に対して平行に並んでいるムカデのような体では，ひとつの節とそのとなりの節のつながり方に，多少のクセやマズさがあったとしても，バランス的にはそんなにひどい（歩くたびに転んでしまうとか，まっすぐ進めないとかの）問題は生じないでしょう。
　ところが，私たちのように節が垂直に並んでいる場合には，そうはいきま

せん。

　積み木を横に並べるのと縦に積み上げるのでは，まったくバランスが違うように，彼らの体と私たちの体では安定性に格段の違いがあるのです（注5）。
　こんな不安定なつくりの体を何とか安定させるために，私たちの脳は大きな仕事をする（注6）のですが，体の節々を実際にうまく結びつけているのは，軟部組織と言われる，筋肉，筋膜，腱，靭帯などです。

　さて，ヒトの場合，上にある節（注7）が下にある構造の上にうまく乗らないと，バランスがとれません。ヒトの体が立つために最低限必要な条件をあげてみます。
①上の節を通る重心線（注8）が，その節とすぐ下の節が接する面内を通ること。
②体全体の重心線が，いちばん下の節（つまり，足部）が作る支持基底面（注9）内を通ること。
　以上の2つです。そして，それぞれの節を通る重心線が一致しているほど，安定性は高くなります。そうなれば，体の構造にかかるそれぞれの節の重量の負荷は最小になります（注10）。

（注4）体を支える面のことです。地面や床，ときには木の枝や幹も支持面となります。
（注5）銅像は人物をかたどっていますが，全体がひとかたまりになっています。これを「単一構造」と言います。ヒトとはくらべものにならないほど，高い安定性があります。
（注6）前述の抗重力メカニズムのことです。
（注7）節の分け方はいろいろありますが，少なく分けると，上から頭頸部，体幹部，脚部くらいでしょうか。多く分ければいくらでも分けられますが，たとえば，頭部，頸部，胸部，腹部，背部，骨盤部，大腿部，下腿部，足部などとなります。

（注8） 重心を通る鉛直線を言います。物体（ヒトの体も含めて）の重心から地球の中心に向かう仮想の直線と考えてみてください。
（注9） 二足で起立したとき，両足底面とその間の部分を合わせた面を言います。支持基底面が広いほど安定性がよいのです。
（注10） 串を立てた状態の「串だんご」を思い浮かべてください。だんごの部分が，頭，胸，腰といった，体の各「節」にあたり，串の部分が重心線にあたります。串だんごの場合には，それぞれのだんごの中心を，串がうまく通っていますが，ヒトの場合には，なかなかそうはいきません。頭，胸，腰と，全部の中心（重心）に重心線を通そうとすると，それこそ，体の各部分の数だけ重心線が必要かもしれません。

重心線の意識化

重心線のまわりで体が整えられ，なおかつ，その重心線が意識化できると，姿勢や動作のバランスが違ってきます。

重心線が意識化されると，以下のようなことが起こります。①まず，重力を明確に感じとれるようになり，立ち方や動作のバランスがよくなります。②そして，体の中心部を意識できるようになるため，深層部の筋肉を効率よく利用した，リラックスした立ち方が可能になります。③結果として，よけいな筋緊張がなくなり，身体的にも精神的にも安定した状態になります。

5 コア&スリーブ

コア&スリーブ

　SIでは，私たちの体を「コア core／スリーブ sleeve」というように2つの部分に分けて考えます。位置的には，コアが体の中核部（深部）でスリーブが周縁部（浅部）です。それぞれの働きは，明確に分けられるわけではありませんが，コアの働きが主に身体バランスを保つことで，スリーブが大きな動きをつくりだすことです。

　身体バランスを保つという，コアの働きを主に助けているのは「内在筋 intrinsic muscle（注1）」です。身体バランスを保つというのは，大きな力を発揮したり，長く運動しつづけたりするのとは違って，大小さまざまな筋肉の動きを微妙に調整して姿勢をコントロールすることです。内在筋がうまく関節を安定させるために働く（注2）ことで，そうしたコントロールは可能になります。

　動作においては，コアとスリーブがうまく補い合って働きます。ここでは，内在筋と「外在筋 extrinsic muscle（注3）」とに言いかえてもよいでしょう。私たちが何かの動作をするとき，内在筋が最初にしっかりと収縮し（注4），同時に関節を安定させて，小さな動きからスタートします。外在筋がその動きを引きついで大きな動作にするのです。たとえば歩くとき，最初に股関節や脊柱をとりまく小さな筋肉が収縮し，腰部を安定させます。それから大腰筋（図19）が働いて膝を前方へ動かします。その動きを脚部にある大きな筋肉が引きつぎます。

　現代人の傾向でしょうか。私たちの多くは，内在筋を使うのがあまり得意ではないように思われます。多くの人の外在筋が使われすぎて硬くなっており，内在筋のほうは使われないことで硬くなっています。SIのセッションを

していて，私たちプラクティショナーはそれを強く感じます。

（注1）内在筋は体の深部にある筋肉のことです。ただし，〈コア＝内在筋〉ではありません。一般には内在筋とは呼ばれない，体の表層にある筋肉も，SIではコアに含ませる場合があります。太ももの内側面にある内転筋なども，SIではコアの筋肉とされています（134ページ「10章（1）脚の内側のライン」を参照してください）。

（注2）こうした働きをする筋肉を「スタビライザー stabilizer」と言います。

（注3）外在筋は体の表層部にある筋肉です。最近，スポーツ界を中心に「インナー・マッスル／アウター・マッスル」が話題になっていますが，これらは「内在筋／外在筋」にほぼ対応します。またSIでは，それぞれを「存在のための筋肉 being muscle／動作あるいは行為のための筋肉 doing muscle」とも言います。

（注4）こうした働きをする筋肉を「プライム・ムーバー prime mover」と言います。

コア＆スリーブと，この本で紹介するテクニックのこと

この本で紹介しているセルフ＆ペア・リリースのほとんどはスリーブに対するものですが，中にはコアへの働きかけも含まれています。コアは中核部なのでスリーブの「下」にあり，非常に働きかけにくいでしょう。たとえばストレッチするときなどは，イメージとしてスリーブを含めて行なうつもりのほうが，感覚としては正しいでしょう。また，10章で紹介しているエクササイズではほとんどのものがコアを対象としています。

6　変化を起こす

クライアントと「チーム」を組む

　SIのプラクティショナーは，クライアントの体を心と切り離されたものとして扱うことはしません（注1）。

　私たちはどのセッションにおいても，「ひとつの体」というよりも「ひとりの人間」と対面しようとします。これは，ヒューマニスティックな視点だけからそうするわけではありません。施術を効果的に進めるためにも必要なことです。

　クライアントの体がプラクティショナーの目から見て構造的にどうなっているかを知るだけでなく，クライアントから多くの話を聞きとり，いろいろな姿勢や動作をしてもらいながら，彼らが自分の体をどうイメージし，どう使っているのかを知るようにします。

　ときには，クライアントの日常の出来事について細かく質問しながら，いろいろな場面で，彼らが感じたり考えたりすることが，姿勢や動作とどう関連するのかを探っていったりもします。

　私たちは，そうやって集めた情報にもとづいて施術の組み立てを考え，クライアントと協力しながらセッションを進めていくのです。

　ですから，クライントに「体」ではなく「個人」として施術に参加してもらって，彼らと「チーム」を組んでセッションを進めていく必要が，私たちにはあるのです。

（注1）同じ体に対する技術でも，そうした扱いが必要な場合も多くあります。たとえば，外科手術などはその部類でしょう。

よく受ける質問

　SIのセッションで私たちがよく受ける質問があります。施術の効果は永続するのかという質問と，身体の痛みや症状は解消されるのかという質問です。

　体は常に変化していくものですが，施術はその変化のプロセスに介入し，進路を変えます。施術の効果は，この新しい進路に沿って続いていきます。この進路を妨げるようなアクシデントがなければ，効果は永続するだけでなく，継続して発展していきます。

　後者の質問に対しては，私たちはいつも以下のように応答しています。「身体構造を整える意図をもって施術するので，症状や痛みのある部分にだけ働きかけるわけではありません。10回のセッションのうちに，症状や痛みが解消されるとはかぎりませんが，身体構造が変わるので，結果として解消される可能性は十分にあります。」

セッションによる影響／心，人生，環境／重荷を下ろして

　シン・インテグレーションでは，もともと体に生じる歪みの多くは，感情や心理的なものに起因しているとも言われています。肩や首など体のさまざまな箇所に，怒りや恐れといったある種の感情をとりこんでしまっていたりするのです。セッションを体験するにつれて，私たちの体が全体として整えられてくると，体と同様に多くの感情や心理的パターンもまた解放されていきます。生き方に対するアプローチも変わり，他の行動ややり方があってもよいのだと感じられるようにもなるのです。

変化／体を媒介にして

　体の変化をうながすことが，SIの第一のねらいです。当然のことですが，結果として心にも影響が及びます。ときに，SIとの出会いが，人生そのものに大きな影響を及ぼすこともあります。それは，他のさまざまな出会いと変わらないところです。

　Eさんは，人生の分岐点でSIと出会いました。第10セッションを受け終え

て，約3週間後の報告で，プラクティショナーは，彼女が新たな挑戦に踏み出していることを知りました。もともとは何事にも消極的だった彼女ですが，現在の仕事を続けながら，寝る間も惜しんで助産婦になるための勉強に励んでいました。

「生命の誕生に立ち会い，それを援助する」というのが，以前からの彼女の夢でしたが，これまではさまざまな理由（彼女の場合，職を変えることで起こりうる対人的な問題，そして経済的な問題がありました）で胸の奥にしまっていたのでした。

何か奇跡でも起こってくれないかぎり無理だろうと彼女自身が思っていましたが，今回は自分から行動を起こしました。セッションを受け終えて何かが変わったと彼女は言っていました。

SIの個人セッションだけでなく，ワークショップやカルチャースクールに参加したことで，大きく人生が変化した人もいます（じつは，プロのボディワーカーやセラピストをめざそうと決めた人たちが，約2年の間に7名もありました）。

変化のために体を媒介にするというのは，じつに強力なやり方なのです。

環境，感動，変化への対応

私たちは成長していく中で，さまざまな変化を体験します。赤ん坊から大人になる間に言葉を覚え，歯が生え変わり，背が伸びて，動作や行動が機敏になります。そして，それぞれの性別に応じて体の器官が発達していきます。生まれてから成人までの体の変化はもとより，生活の場の変化，仕事や恋愛，結婚，女性ならば出産などの，人生のイベントがあります。人生の活動的な時期が過ぎると，今度は自分を見つめなおし，労って過ごしていく時期がおとずれます。こうした個人としての道のりに深い味わいを加えてくれるのが，私たちに刺激や感動をあたえ，生活に影響をおよぼす出来事や数々の出会いでしょう。こうした内的および外的要素によって，私たちは変化していきます。そして，そうした環境の変化に対して，心理的にも身体的にも対応して

いくことが求められます。
　ボディワークを体験することによって，今まで経験したことのなかったたくさんの感覚を経験しますし，体の使い方にもこれまでにないほど注意が向くようになります。それによって，私たちは自分に対する気づきを洗練させ，「自分」の使い方をよくしていけるのです。

7　解剖学のこと

人体骨格図

　ロルフ・インスティテュートでは，ロルファーの資格を取るための，いちばん最初の授業のときに，しばしば「人体骨格図」を描かせます。体に関わる専門職でもないかぎり，こんなときに私たちが描くのは，かなり不正確なものでしょう。

　たとえば，前腕や下腿に骨が1本ずつだったり，肩甲骨が省略されていたり，椎骨の数が合わなかったりする図でしょうか（図20）。

（図20）

　皆さんも，試しにいちど描いてみてください。もちろんお手本なしに，想像だけで描いてください。体に関わる専門職の方は，描けますね？

　それでは，正確な骨格図を以下に載せておきます（図21）。

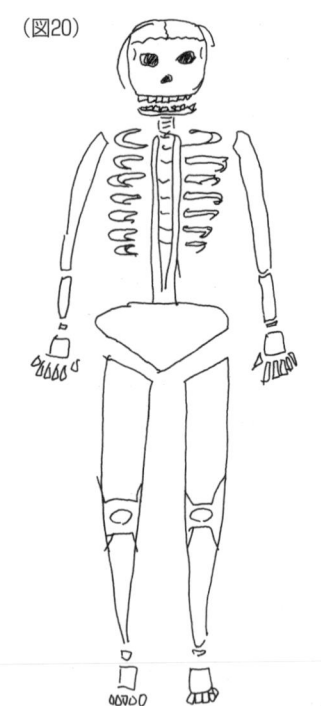

体の構造を知る

　もし皆さんが，スポーツやパフォーマンスをはじめたばかりの初心者で，もっと上手に体を使いたいと思っているのなら，あるいは習慣的な痛みやこりなどがあって，それらを解消したいと思っているのなら，体の構造を知っておくことは，とても助けになります。とくに骨のつながりや筋肉の付き方を知っていれば，それだけで体の使い方が向上し，よい結果が望めるで

しょう。

　また，セルフ＆ペア・リリースを行なう際にも，体の構造を知っていると大きな助けになります。何しろリリースの対象となる組織は皮膚の下にあるので，じかには観察できません。私たちは触察と視覚化（ビジュアリゼーション visualization）の能力にたよるしかなく，視覚化のためには体の構造の知識は必須です。

　まず皆さんに，簡単なものでけっこうですから，人体解剖図を手に入れることをおすすめします。大きめの図書館なら，解剖学書や少なくとも医学書くらいは置いてありますので，そうした本からコピーするのもよいでしょう。

(図21)

施術のときには，解剖学よりも手で感じる

　解剖学を学びはじめると，どうしても施術をしていて，「頭」が先行することがあると思います。先ほどまでと逆のことを言うようですが，施術のときだけは，できれば頭で考えるよりも，まず皆さんの手で感じてみてください。感じていることに集中し，体の反応から学びましょう。頭のレベルだけでとらえようとしないでください。

解剖学の位置づけ

　マーク・カフェルは解剖学を重視して，シン・インテグレーションのスクールがはじまって以来，毎週末，生徒全員に解剖学のレクチャーをやらせました。けれども，あるとき生徒の一人が，施術練習のときに解剖学のテキス

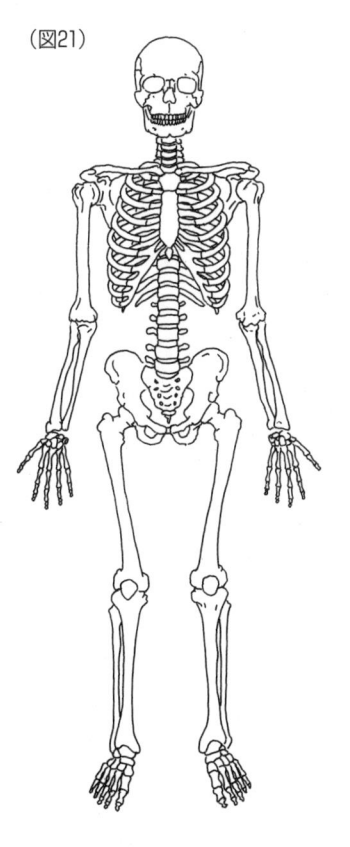

トを持ちこむと，激怒してそれを取り上げました。
　SIのプラクティショナーにとって，解剖学のテキストは役に立つものですが，それを施術の場にまで持ちこんではならないということです。私たちが施術するのは，骨や筋肉，血管や神経をもった解剖学的な体であると同時に，他のどの体とも違う「その人」の体であり，「その人」自身です。施術のときには，私たちは「その人」と出会わなければなりません。「その人」と出会うことを妨げるのなら，「解剖学」そのものでさえワークルームの外へ置いてこなければならないということです。
　それ以来，マークの指導のもとに行なわれる施術練習のときには，誰一人，解剖学のテキストもノートも持ちこみませんでした。

8 姿勢と動作の分析

南山大学でのデモ

　南山大学のグラバア俊子先生（注1）の「ボディワーク・セミナー」という講座でデモンストレーションを行なったとき，私たちは大きな発見をしました。

　その講座では，シン・インテグレーションのプラクティショナー4人とロルファー1人が，デモンストレーターとして招かれていました。簡単な自己紹介の後，5人のデモンストレーターのもとに，それぞれ5，6人ずつの学生さんが集まって，デモがはじまりました。どのグループでも，ボディワークに興味をもつ学生さんたちが，進んでデモのモデルになったり，熱心にプラクティショナーの施術に見入ったり，説明を聞きながらメモをとったりしていました。

　SIでは，施術をする前に姿勢分析を行ないます。クライアントに立ってもらったり，歩いてもらったりして，体のバランスやサポート（注2）を見るのです。デモにおいてもそれを行なったのですが，見学する学生さんたちにも，その姿勢分析に参加してもらいました。すると驚いたことに，ちょっとしたヒントを聞いただけで，皆で意見を出し合いながら，かなり正確な分析をやってのけたのです。

　ボディワークの専門知識がなくても，どういう姿勢が効率的で楽なのか，かなりの程度「体感的に（直感的に）」わかってしまうようです。私たちが見て思う，美しさや無駄のなさは，私たちの感覚の中で，姿勢や動作の効率性に深く関わっているのでしょう。

（注1）グラバア俊子先生は，ロルフィングをはじめとする本格的なボディワーク

を日本に紹介され，シン・インテグレーションの「誕生」にも立ち会われました。
(注2) SIのプラクティショナーがクライアントの体を見るとき，もっとも重視するのは，重力との関係です。この関係について，私たちは「サポート」という言葉を使い，「サポートはあるだろうか？」などと言ったりします。それは，「（重力に抗して）脚は体を支えているだろうか？」とか「骨盤はその上の部分を支えているだろうか？」などを意味しています。

姿勢分析

そうは言っても，ボディワークの実践で使われる姿勢分析をある程度知っておくと，この本に出てくるリリース・テクニックを効果的に使えることでしょう。以下に，前面・後面・側面からの姿勢分析の方法，そして動作の分析についてお話しします。

カルチャースクールのクラスでは，姿勢分析を必ず行ないますが，継続して受講されている皆さんの中には，これを楽しみにしている人がけっこういます。リリース・テクニックを続けていると，どんどん体が変化して，全身がしだいにまっすぐに伸びてきます。姿勢分析を行なってみると，それがはっきりわかるのです。

1. 前面から見た姿勢を調べる

最初に，正面から見た姿勢を調べましょう。ここでは，ペアになっておたがいに観察し合いますが，いちおう，観察する側／される側を，「観察者」「被験者」としておきましょう。被験者は観察者のほうを向いて立ち，両足を肩幅に開きます。このとき足の向きを平行にすると，両脚に少しストレスがかかって，足もとからのねじれや歪みが浮きぼりになります。観察者は被験者の姿勢を観察しましょう。

体の左右対称性に関しては，二足直立あるいは二足歩行をする際の，バランスの維持に必要な範囲で考えます。私たちの体はもともと正確に左右対称

ではありえないので，それにあまりこだわりすぎないようにしましょう。
　たとえば，一般に右利きの人では右腕のほうがよく発達しているし，左脚のほうが少しだけ長くなっています。顔も左右で違っているのが普通です。モンタージュ写真で，顔の片側だけを使って左右対称の顔を作ってみると，かえって奇妙に見えてしまいます。対になっていない多くの臓器があって，それらはたいてい，体のどちらかにかたよって位置しています。対になっている臓器でも，位置や形を見るとけっして左右対称とは言えません。
　けれども，観察するときの指標となる点はいくつかあります。それらをあげると，肩の非対称，背骨の側湾（後ろから見ると，より明確にわかります），骨盤の非対称，膝・足関節のつながり方，そして足の長さの明らかな違い，などです。

2．後面から見た姿勢を調べる（注3）
　後面から見ることの利点は，背骨の状態がよく観察できることです。背骨はまっすぐに伸びているでしょうか？　それとも，どちらかに凸だったり，あるいは，S字に湾曲していたりしますか？　その場で背中を丸めるように前屈してもらえば，背骨の左右どちらかがふくらんでいる場合があります。その場合，ふくらんでいるほうへ背骨が凸に湾曲しています。後面から見たときの指標となる点は，前面から見た場合と同様です。

（注3）前面から見た姿勢を調べることは鏡を使って正確にできますが，この後面
　　　からと次の側面から見た姿勢については，鏡を自分の後ろや横に置いても，
　　　自分の姿を鏡で確認するときには必ず体をねじることになるので，正確な分
　　　析はできません。ですから，後面からと側面から見た姿勢を調べるときには，
　　　ペアで行なってください。ただし，大きな鏡が数枚，あるいは三面鏡などが
　　　あって，体をねじらずに後面や側面を見られるなら話は別です。

(図22) ① ② ③

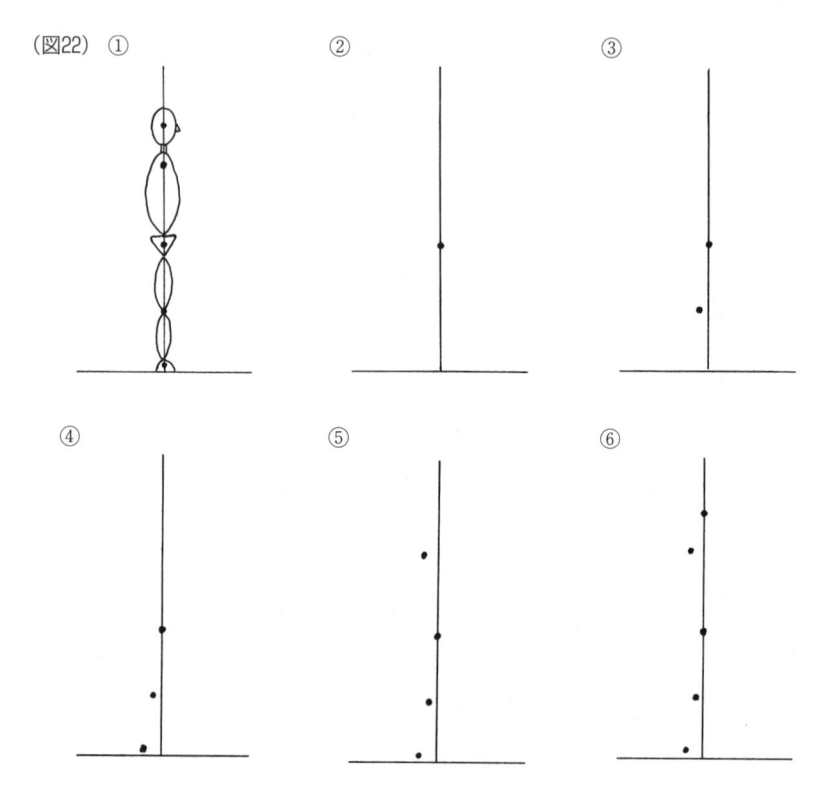

④ ⑤ ⑥

3．側面から見た姿勢を調べる

　次に立ち姿を横から見てみましょう（注４）。指標となるのは，耳，肩，大転子（注５），膝の横（腓骨頭），足首の５つの部分です。これらが一直線上にあるとき，力学的にみて体の負担は最小になります。

　５つの指標の並びぐあいはどうですか？　左右とも一直線上にあったという人は，あまりいないと思います。典型的なのは，耳，肩，大転子，膝の位置が，足首より前にある姿勢でしょう。理論でいうと，一直線上に並ぶのがもっとも完成度の高い，合理的な直立姿勢なのですが，実際にはなかなかそうなりません（注６）。

　ヒトの姿勢は，正しく保たれた状態では，哺乳動物の中にあって，もっと

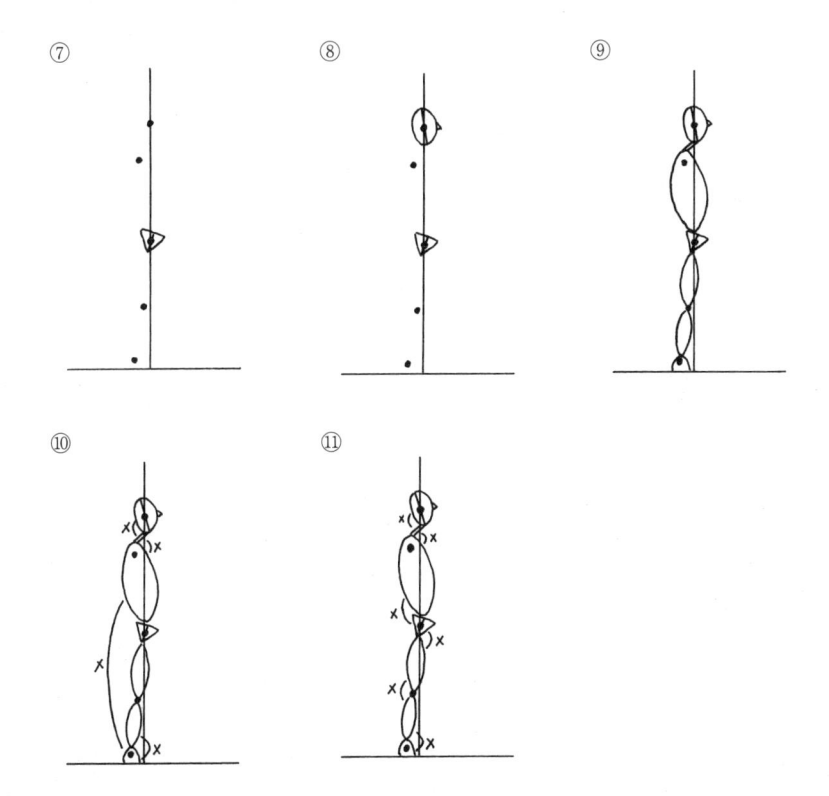

も効率のよい抗重力メカニズムを備えたものと言えるのです。ヒトがリラックスして立つとき代謝率が小さく，筋緊張は最小に保たれています。直立姿勢を保つのに必要な筋肉の作用は，四足動物とくらべるとずっと小さいのです。

　図22①は，体を側面から見て，先ほど挙げた5つの部分（耳，肩，大転子，腓骨頭，足首）が一直線上にあるときの人体略図です。この状態のときが，力学的にみて体の負担が最小なわけですが，あくまでも理想であって，実際にはこの通りの人はほとんどいません。けれども，1つの指標にはなります。それでは，側面からの姿勢の見方を具体的にお話ししましょう。
①観察者は，図22②が描かれた紙を用意します。この紙は観察用に使います。

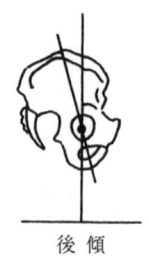

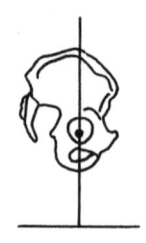

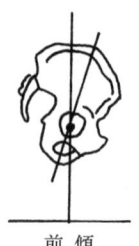

(図23)

後傾　　　　　　　　　　　　　　　　　前傾

　横の線が床を表し，縦の線は体の中心を通る線です。縦の線上にある点は，指標となる5つの点のうち，「大転子」を表しています。被験者は，観察者に自分の体の側面を向けて立ってください。
②観察者は，用紙に描きこみをしていきます。まず「腓骨頭」を描きこみます。大転子は線上にありますが，腓骨頭はその線より前ですか後ろですか？　あまり厳密でなくてかまいません（図22③）。
③次に「足首」を描きこみます。足首は大転子より前ですか後ろですか？また，腓骨頭との位置関係はどうですか？（図22④）
④次に「肩」を描きこみます。大転子との位置関係はどうですか？　また，他の部分との関係は？（図22⑤）
⑤最後に「耳」を描きこんで，5点すべてそろいます（図22⑥）。
⑥さて，「大転子」と「耳」に注目しましょう。大転子の点を中心に「骨盤」を，耳の点を中心に「頭部」を描くわけですが，それぞれの傾きを調べます。まず，「骨盤」は前傾していますか？（図23）　後傾していますか？　それともまっすぐに立っていますか？　おしりが上がっていれば前傾で，下がっていれば後傾です。それでは，大転子の点を中心に骨盤を（傾きがある場合は傾きを加えて）描きこんでください（図22⑦）。図22⑦では，前傾の状態で描かれています。
⑦次に「頭部」の傾きを調べてください。頭部の場合は前傾している人はめったにいません。顔をうつむけて立つと，視界がせまくなるせいでしょう。

あごが上を向いていれば後傾で，そうでなければまっすぐでしょう。たまに前傾の人もいるかもしれませんが。それでは，耳の点を中心に頭部を描きこんでください（図22⑧）。図22⑧では，後傾の状態で描かれています。

⑧最後に，肩の点を参考に「胴体」を，腓骨頭の点を中心に「大腿」と「下腿」を，足首を中心に「足」を描きこみます（図22⑨）。図22⑨は，典型的な「気をつけ」姿勢になりましたが，皆さんの場合はどうでしたか？

⑨図22⑨を見てください。全身の中で凹になっている部分が縮んでいると考えてください。縮んでいる部分に印をつけてみます（図22⑩）。また，腰や脚の部分をもう少し細かく見てもよいでしょう（図22⑪）。皆さんの図にも，縮んでいる部分に印をつけてください。

⑩さて，皆さんが印をつけた個々の部分がリリース・テクニックを適用する範囲になります。この図を参考にして体に働きかけていくと，こりや不快感が解消するだけでなく，縮んだ部分が伸びて全身が長くなります。この方法で，すぐに効果が出はじめる方もあるでしょうし，徐々に変化していく方もあるでしょう。「全身を長くする」目的でリリース・テクニックを使う場合には，継続して行なっていくことが大切です。

さて，ほとんどの場合，この横向きの身体図から受けるのと同じ印象を被験者本人からも受けるでしょう。カルチャースクールのクラスでは，姿勢分析のモデルになってくれる受講生を募って（毎回，ほぼ全員が希望します），彼らの身体図を皆で協力して作っていくのですが，ホワイトボードに描き出された彼らの身体図は，誰が見ても，間違いなくどれが誰のものだかわかります。

ただし，リリース・テクニックを使うにあたっては，この姿勢分析がすべてを教えてくれるわけではないことを覚えておいてください。ある2人の身体図がたとえまったく同じように見えても（そんなことは，めったにありませんが），2人の緊張のある場所は，皆さんが印をつけた範囲の中でかなりずれている場合があります。ですから，実際に触察してみるまでは，主に体のど

の部位をリリースしたらよいのか細かくしぼりこむことはできません。そういうわけで，いつも姿勢分析（観察）と触察との両方で確かめる必要があるのです。

(注4) 左側から見たのと右側から見たのとでは，多くの場合に違いがあります。とくに，背骨や骨盤にねじれがあるとき，その違いは顕著です。たとえば，背骨が右のほうへねじれている場合，左から見ると肩が大転子より前に，右から見ると肩が後ろにあります。ただしこの本では，ねじれに働きかける方法は紹介していません。他の機会に詳しく説明するつもりです。

(注5) 皮膚の上からさわると，「大転子」も「腓骨頭」も骨の「でっぱり」として感じられます。「大転子」は腰骨の横にあり，「腓骨頭」は膝の横より少し下にあります。図81（125ページ）を参考にしてください。

(注6) 私たちは動物からヒトへと進化しました。その間に私たちの姿勢は，四足から二足へと変化してきました。人類学的には，二足直立歩行が完成した時点で，私たちの祖先は「ヒト」と呼ばれるわけですが，直立の「度合い」までは問われません。ひと言で「直立」といっても，ヒトの姿勢は時間をかけて，前かがみに近い状態から，より体幹を伸展させた姿勢へと移り変わってきています。アイダ・ロルフは言います，「人類は，地面に対してより垂直な状態に向かって進化している種である」と。私たちの直立姿勢は完成への途上にあるのでしょう。

4．方針を立てる

正面（注7），後面，左右両側面から見た姿勢を調べたら，最終的に四方向からの観察を総合して，体の構造を見定めます。受け手の体を引き下げ，短くするすべてのパターンをリリースするためには，何をしたらよいか考えます（注8）。

そのうえで，実際に体に触れてみますが，そのとき体から来るフィードバックを大切にして，それによってアプローチする場所を変えてみたり，立て

た方針を見直したりしてください。

（注7）3で側面から見た姿勢を修正する方法をお話ししました。正面や後面からの場合も同様です。つまり，縮んでいる箇所に働きかけるということが方針になります。それを参考に，この本にあるリリース・テクニックを使ってみてください。ただし，試してみて効果が上がらなかったら，そのつど柔軟に方針を立て直してみてください。

（注8）クライアントの体を観察して何か構造的な問題が見つかったとき，私たちプラクティショナーは，「このように働きかければ，きっとこの構造は修正できるだろう」といった仮説をいくつか思い浮かべてみます。ただし，仮説はあくまでも仮説だということを忘れないようにします。仮説にあまり強く支配されてしまうと，施術に際しても，あるいは，その結果の観察に際しても，その仮説に関わるデータしか集めないという結果になりかねないからです。

動きは人を表す

　1枚の写真があります。誰かが向こうへ歩いていく写真ですが，よく見ても誰だかわかりません。ところが，同じ場面をビデオで見ると，すぐにそれが友人の後ろ姿だとわかります。皆さんには，こうした経験はないでしょうか？

　動きは人を表します。たとえ遠くからでも，その人のちょっとした身ぶりだけで，それが誰だかわかることだってあります。私たちには同じような骨格や筋肉があるのに，私たちが動きだすと，たちまちその動きは個性的になります。その動きからそれが誰だかはっきりとわかります。

動作の分析

1．歩行の観察

　動作の分析は歩行からはじめます。歩いている姿を，前方，後方，側方か

ら観察してください。脚がまっすぐ前へ振り出されているか，膝が横を向いていないか，足先が前方を指しているか，内側や外側へ引かれるような動きはないかなど，動いている脚の様子を注意深く観察します。後方からは，骨盤の動きがよく観察できます。左右の傾きの差や，回転（回旋）のしかたなどに注意しましょう。

2．体幹運動の観察

　体幹は腕・脚・頭の動きをサポートしながら，全身のバランスをとっています。腕・脚・頭を動かす筋肉は体幹から出ているので，体幹に柔軟性がないと，どの動作もぎこちないものとなってしまいます。体幹は，腕・脚・頭の動きを阻害しているでしょうか？　それとも，それらの動きを助けているでしょうか？　腕や脚が伸びていこうとする動きを引きもどしたり，首がまわるのを許さなかったりしていませんか？　もしそうなら，肩甲骨や骨盤に働きかけ，自由に動けるようにしてやります。

3．自己表現としての動作の観察

　怒ったとき，驚いたとき，私たちの体はその感情を表す動きをともないます。心にある考えが浮かんでいるとき，それも体の動きとなって表されます。私たちには一人ひとり，他の人とは違った感情や考え方があります。それらが体の動きとなって表れるのですが，したがって，私たちの体の動きが語るものは，いつも多様で個性的です（注9）。

（注9）ここで，心や感情と体との関係について少し触れておきましょう。「心」はヒトに固有のものではありません。本来，すべての生物に備わった，生きていくための「機能」です。たとえば，自分のペットである犬に心がないとは，飼い主なら誰も思わないでしょう。私たちは犬の動きを見て，そこに心や感情の存在を感じとります。けれどもまた，犬とヒトとでは，体験している世界がまるで違うことも確かです。視覚や嗅覚も違うし，動きやその素早さも

違います。となると、犬の心とヒトの心とは、同じものとは言えないでしょう。つまり、心や感情は「身体性」に固有のものと言えるでしょう。このことは、同じヒトどうしでも言えることです。

メイン――サポートの連携

1つの動作は、その動作を行なうためにメインで働く部分と、その動作をサポートするために働く部分とで成り立っています。たとえば、腕を伸ばす動作は、当然腕の部分がメインとなって働きますが、その動作をサポートするために肩や体幹が、そしてさらに、それらをサポートするために腰や脚が働きます。また、歩く動作をメインで行なうのは脚ですが、歩く際に全身をサポートし、バランスを保つためには、腰や体幹や首、さらには腕の働きが必要です。つまり、1つの動作が安定して円滑に行なわれるためには、メインで働く部分に対して、他の多くの部分が有機的に協力し、サポートとして働かなければなりません。このメイン―サポートの連携がうまく行なわれているでしょうか？

たとえば、歩いてもらったり、高い場所に置いてある物をとってもらったりして、次のことを確認してみてください。

歩くとき、上半身や腕は、脚の運びをサポートしていますか？ あるいは阻害していますか？ 伸ばす手を、脚がサポートしていますか？

体の連携を調べる簡単な実験

私たちの体には、約206の骨と約400の筋肉があります（注10）。これらの部分がうまく連携することで、私たちの動作が生まれます。その連携がどのように行なわれるか、また連携がうまくいっているのか、簡単な実験で調べてみましょう。

ある程度の重さがあって柄の付いたものを用意してください。たとえば、フライパンや手鍋のようなものか、筋力のある方なら野球のバットでもよいでしょう。鏡の前に立って、選んだものを自分の胸の前でもちます。腕をま

っすぐ伸ばし，親指が上に来るようにしてください（図24）。そして，この状態から手首を内外（回内・回外）にまわします。手にした物は，あなたの握った手の上で振られるでしょう。このときうまく振るためには，手の動きに合わせて体が自然に揺れるのを止めないことです。以上を，いくつかの重さの違うもので試してみてください。手にした物の重さに応じて，体が適切な動きを生み出していくでしょう。それぞれの重さによって，大きく，あるいは小さく，手首から肘，肩，体幹，腰というように，動きが広がっていきます。私たちがこれらの動きを意識的にコントロールしているわけではありませんね（注11）。

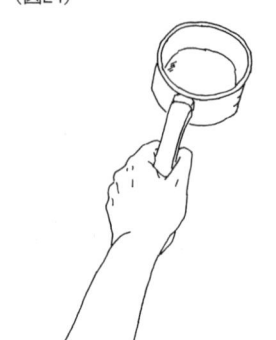

（図24）

　さて，手にする物の重さを変えながら，自分の動きがどのように広がっていくのか，あるいは途切れてしまうのか，もし途切れてしまうのなら体のどのあたりでなのか観察しましょう。

　そして，途切れてしまう場所があった方は，その場所を動かしてやる練習をしたり，その場所のストレッチを行なったり，セルフ＆ペア・リリースのテクニックを適用してみてください。

（注10）筋膜はこれらすべてを包みこみ，区分しています。
（注11）以上のことは，実際には何も持たず，持っているものを想像しながらでも
　　　　行なえます。

9　呼吸＆スリーブ

(1) 楽に呼吸をする

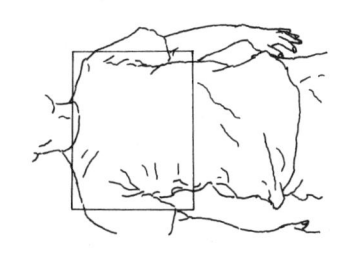

Fさんの事例

　ときには，表層筋膜への働きかけだけで呼吸のパターンが変化します。

　Fさんは7年前，クモ膜下出血によって右半身マヒと言語障害をこうむりました。現在は，車椅子の生活を強いられています。夫のMさんによると，Fさんは最近（SIの施術を受ける以前のこと），食事がしにくい（口に入れた食物が，たびたびこぼれてしまう）せいか，食事の量が減ってきているそうです。また，車椅子から便器やベッドへの移動が困難になってきています。

　外見的には，上半身が右側にかたむき，車椅子の肘掛からマヒした右腕が落ちそうになっていました。左肩が極端に上がっていて，左肩から首にかけての部分が硬く縮んでいました。頭はかなり前のほうへ出ていて，首が胸郭の中に「埋まっている」ように見えました。そして何よりも，呼吸による体の動きがほとんど見られませんでした。

　Fさんとの第1セッションで，プラクティショナーは表層筋膜をていねいに伸ばしていきました。セッションがはじまって数分すると，Fさんが大きな呼吸をつづけて3回しました。Fさんの顔色は赤く染まりはじめ，表情や

様子が見るまに変わっていきました。最初は暗く無表情に見えたFさんですが，生き生きと豊かな表情を見せてくれるようになりました。

　このセッションが終わるころには，呼吸のパターンが大きく変化して，Fさんは全身で呼吸をしていました。呼吸の改善はよりよいガス交換と健康的な代謝をもたらします。その後のFさんは，体調と体力をとりもどしていきました。第1セッションでは，こうしたことがたびたび起こります。Fさんが特別というわけではありません。

〈10セッション終了後に夫のMさんからいただいた感想文〉
　お世話になる前と比べて，かなり表情が出てきました。こちらの働きかけにもよく答えてくれます。食事がしやすくなったようで，口から食べ物をこぼさなくなりました。また，しばらく前からなかったことですが，本人が自分からお皿に手を出すようになり，食事の量もふえてきています。また，これは介護をする立場からのことですが，ベッドから車椅子，車椅子からベッドへの移動が，ずいぶんと楽になりました。特にトイレなどは，ベッドから車椅子，車椅子から便座へと移るのですが，本当にしっかり立ってくれます。

呼吸のしくみ

　「呼吸はどこでしますか？」という問いに対しては，ほとんどの人が「肺でします」と答えるでしょう。これはもちろん正解なのですが，肺そのものには，空気を招き入れる力はありません。それでは，どんなしくみがあって肺が働き，呼吸ができるのでしょうか？

　肺は胸の中に収まっています。胸の壁には肋骨などでできた骨組みと，それを動かす筋肉がそなわっています。

　胸の壁の骨組みは，ちょうどかごのような形にできていて，「胸郭（図25）」と呼ばれます。12対の肋骨が後ろでは背骨と連結

（図25）胸郭の骨格図

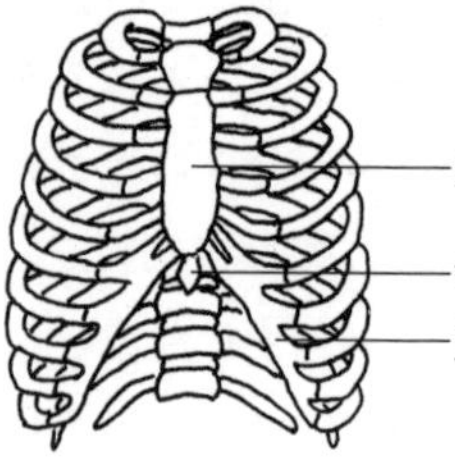

――胸骨
――剣状突起
――肋骨弓

し，前では上から7対までが胸骨と関節をつくり，次の3対はたがいに軟骨によって結合し，残る2対は他の骨とは結合せずに自由な状態にあります。そして，この骨組みを「呼吸筋」と呼ばれる多くの筋肉がとり囲みます。このため，胸郭の内側は密閉空間になっていて，外気が行き来できるような通路はありません。この密閉空間の中に肺があり，空気は気管を通って肺に入ります。肺に空気を入れるためには，肺の内側の圧力よりも肺をとり囲むこの密閉空間の圧力を低くしてやればよいのです。そうすれば，気圧の差で肺がふくらみ，空気を招き入れるわけです。

　私たちの胸郭は，前後の幅が左右の幅にくらべて短くなっています。これは，肋骨が背骨から胸骨のほうへ向かって前下がりに付いているからです。これが息を吸いこむと，全肋骨がもち上がって胸郭に厚みができます。それと同時に横隔膜が下がるのですが，これらの働きで密閉空間が広げられ，肺を外からの力でふくらませ，空気を招き入れるのです。呼吸のために，これらの筋肉は1日2万回以上も働きますが，この働きを「呼吸運動（図26）」と言います。

　肋骨をもち上げて息を吸いこむ筋肉を「外肋間筋（図27）」と言いますが，それとペアになっているのが「内肋間筋（図27）」で，肋骨を引き下げて胸郭全体を縮め，息を吐き出す働きがあります。私たちが静かに呼吸しているときに

（図26）呼吸運動の模型図（側面観）

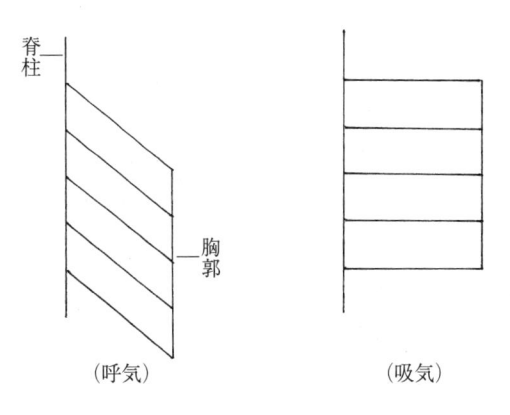

（図27）

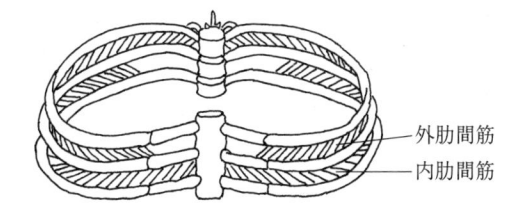

は，外肋間筋が働くだけで，内肋間筋は働いていません。空気を吐き出すときには，肺そのものに縮もうとする力があるので，内肋間筋や他の呼吸筋の助けがなくとも息を吐きだせるのです。

けれども，風船をふくらますようなときに，力強く息を吐き出すのは呼吸筋の働きです。このときには，内肋間筋が働いて胸郭を縮めるとともに，腹壁の筋肉を収縮させて腹圧を上げることも行なわれます。

胸郭は呼吸のとき，前後左右にバランスよく動くことが理想です。左右のバランスは鏡を使って自分でも見られますが，前後は無理なので，ペア・リリースを行なうときに相手の人に見てもらってください。

前後のバランスで言うと，後ろの動きの少ない人が多いと思います。自覚的にも「背中に呼吸が入る」という感覚がわからない人が多いでしょう。

長時間，同じ姿勢のままで，仕事をしたりテレビを見たり本を読んだりしていると，首や肩がこり，胸郭も硬くなってきます。そんなとき，息をつめていることが多いでしょう。ときどき深呼吸をしたり，体を動かしたりすることが大切です。

（図28）

背中に呼吸を入れる簡単な方法もあります。両手で後頭部をつかんで頭を前に倒したり，背中を丸めながら両手を組んで思い切り前に伸ばしたりしながら，呼吸してみてください（図28）。

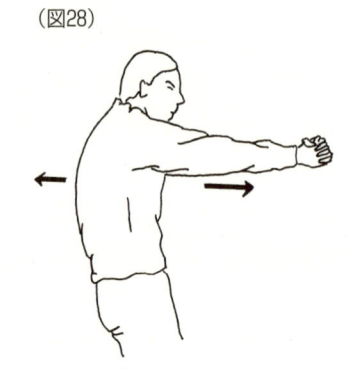

〈テクニック6／セルフ・リリース「呼吸を楽にする」〉

胸郭の柔軟性をとりもどし，呼吸を楽にするためのテクニックを紹介しましょう。

胸郭を柔軟にしておくことで，心肺機能が保て，病気の予防にもなります。ウィルスに対する抵抗力がつき，血圧やコレステロールの値が下がります。呼吸による胸郭の動きが背骨をほどよく伸ばし，椎骨と椎骨の間にすき間を

つくります。これは，神経の圧迫や骨の老化などをおさえる効果があります。

① 指先が胸骨（図25）の上で出会うように両手を胸に当て，ゆっくりと垂直圧を加えます。高さは鎖骨の少し下くらいがよいでしょう（図29）。

② 肘を後ろへ引き，胸は開くようなつもりで，ゆっくり前へ押し出します。同時に，両手を外側へとすべらせてください（平行圧）。その際，息を大きく吸いこむとより効果的です（図30）。

③ 手を当てる高さをみぞおちの少し下あたり，肋骨弓（図25）のはじまるあたりに変えて，同じように行ないます。指先は最初に，左右の肋骨弓のところに置かれます。垂直圧と平行圧を意識してください（図31，32）。

　肩こりのひどい人は，呼吸のときにあまり肋骨が動かないことが多いのです。そのぶん肩が働いて，息を吸うたびに胸郭をもち上げ，呼吸運動を助けています。肩が本来の用途とは違う使われ方をしているわけです。ですから，このテクニックをくり返すことで，肩こりが解消されることもあります。以下のテクニックにも同様の効果があります。

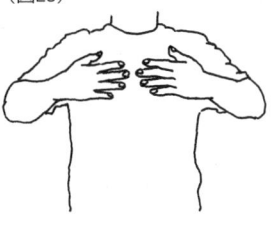

（図29）

（図30）

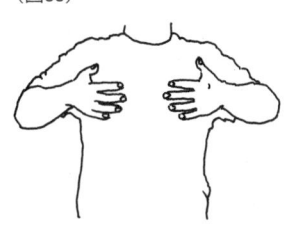

（図31）

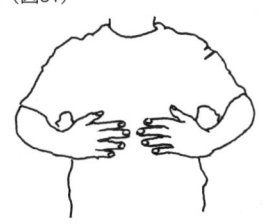

（図32）

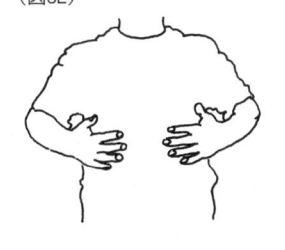

〈テクニック7／胸郭のペア・リリース〉
① 受け手は仰向けになります。与え手は，受け手の手首をもって腕をけん引

します。急激に引っぱらずに，ゆっくりとじわじわ引いていきます。腕の伸びが止まったら，しばらくそこで待ち，静かに手を離してください（図33）。

②同じけん引を，上腕をもって行ないます（図34）。

③受け手は，頭の上のほうへ自分自身で腕を伸ばしていきます。与え手は，胸郭の上に両手をしっかりと置き（垂直圧），受け手の動きに合わせて，その部分の筋膜を肩の方向へと押していきます（平行圧）（図35）。

④ある程度広い面に働きかけるときには，両腕を交差させて使うのもよいでしょう。この方法は，少ない労力でも体重移動をうまくすれば，大きな効果が得られます。むずかしければ，どちらかの手を固定して，反対の手を押すようにすれば，一定の圧力を保てます（図36）。

　受け手は，③と同じように頭の上のほうへ腕を伸ばしていきます。与え手は，一方の手で胸郭の下部を押さえ，交差させたもう一方の手で脇から腕の方向へと筋膜を伸ばしていきます。

（図33）

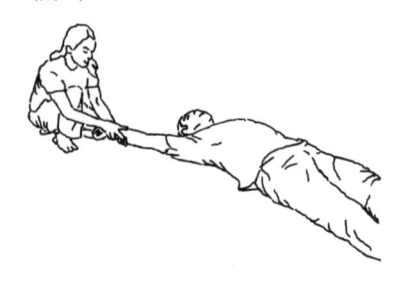

（図34）

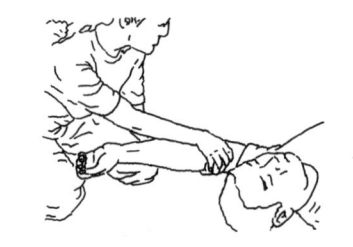

（図35）

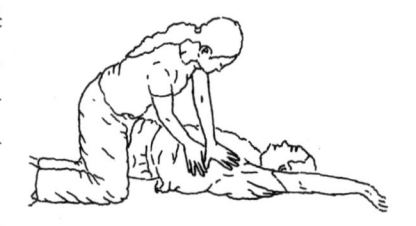

（図36）

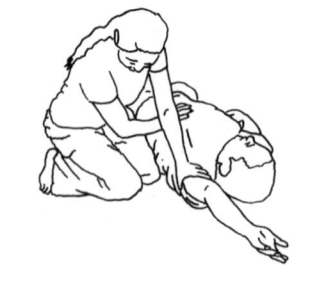

胸郭がリリースされて猫背が直った

　胸郭がリリースされてその形が整うと，呼吸が楽になるだけではなく，脊柱のカーブが変化します。その結果，前後方向のバランスが影響を受けます。中には，猫背が直る人もいます。

　Sさんは，小さなころから姿勢がわるく，よく母親から注意されてきましたが，SIの第1セッションで胸郭のリリースを経験した後，背骨のカーブがまったく変わってしまいました。彼女の後ろ姿を見て誰なのか気づかない友人もいたそうです。ちなみに，身長も2センチほど伸びたということです。

〈テクニック8／ペア・リリース「息を入れる」〉

　受け手は仰向けになってください。与え手は，受け手の体で起こっている呼吸運動をよく観察しましょう。呼吸の動きは胸郭ではじまりますが，胸郭を越えて全身に放射線状をなして広がっていきます。どこかでその波が途切れるようなら，その部分に関わって何か「制限」があるはずです。与え手はそうした部分を見つけたら（注1），軽く手を当ててみましょう。受け手は与え手の手を感じながら，そこに息をいれるイメージをもって呼吸します。しばらくしたら，与え手は手を離します。受け手は自分の体に何が起こったか，与え手に伝えてください。

（注1）ただし，見つからなかったら，無理に見つける必要はありません。その場合には，受け手の呼吸の広がり方を全身にわたって観察し，その様子を受け手に伝えてください。

けっこう多い呼吸のくせ／肩で息をする

　呼吸に関わる筋肉は，すべて胸郭のまわりに付いています。鏡を使って，呼吸をするときの肩や胸の動きを観察してみましょう。胸郭全体が動いていますか？　胸郭の上のほうばかりが動いていたり，肩が大きく上下していたりするなら，横隔膜はあまり動いていません。そのかわり，胸の上のほうに

付く筋肉が使われすぎていることが考えられます。主に斜角筋や肩甲挙筋が縮んでいることが予測されます。

　以下に，斜角筋や肩甲挙筋，横隔膜をリリースするテクニックを紹介します。斜角筋や肩甲挙筋は使いすぎのために硬くなって縮むのですが，横隔膜は反対に使われずに縮みます。

〈テクニック9／斜角筋（図177，185ページ）のセルフ・リリース〉
①鎖骨の上側に手を置いて，軽く圧をかけてください。腕神経が通っているので，圧を加減します（図37）。
②圧をかけた側と反対方向へ首をまわしてください（図38）。この間，圧は保持したままです。10秒ほど経ったら手を離します。

（図37）　（図38）

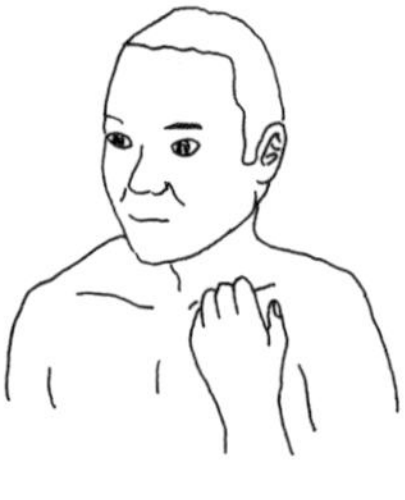

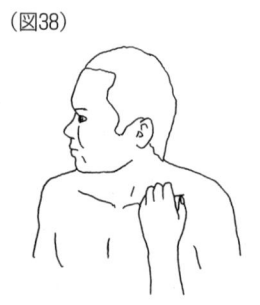

〈テクニック10／斜角筋のペア・リリース〉
①受け手は椅子に座るか，床に腰を下ろしてください。与え手は，受け手の鎖骨の上側に手を置いて，軽く圧をかけます（図39）。
②受け手は，与え手が圧をかけた側と反対方向へ首をまわします（図40）。この間，与え手は圧を保持します。10秒ほど経ったら，与え手は手を離します。

（図39）　（図40）

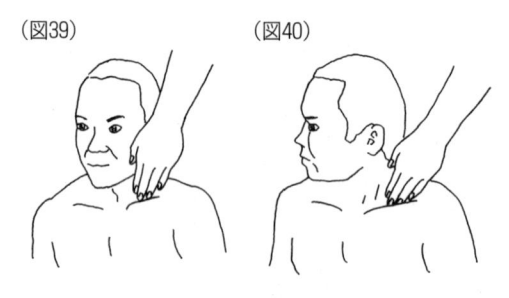

〈テクニック11／
肩甲挙筋のセルフ・リリース〉
　椅子に座るか，立った姿勢で行ないます。
①最初に，肩甲挙筋（図41）が肩甲骨に付着する部分をさがします。肩先から背中のほうへ延びている骨のでっぱり（肩甲棘）をさがし，それをたどっていきます。そのでっぱりが途切れたところから少し上の位置に肩甲挙筋が付着しています。図41を参考にしてください。
②①でさがした肩甲骨における肩甲挙筋の付着部を指先でしっかり押さえ（垂直圧），肩を上下させます（平行圧の代わり）（図42）。

（図41）

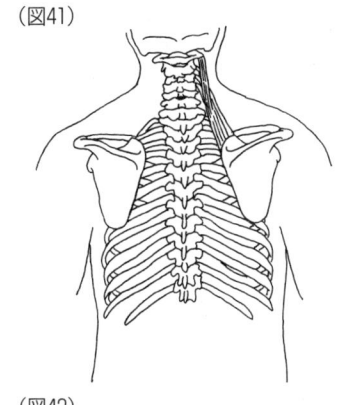

（図42）

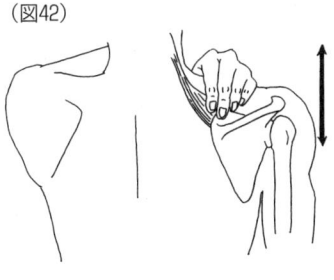

〈テクニック12／
肩甲挙筋のペア・リリース〉
①受け手はうつ伏せになってください。与え手は，受け手の肩甲骨の内縁をさがして，その内縁を上（頭の方向）へたどり，角になっている部分を確認します。
②与え手はその角の縁に，指や指関節，あるいは肘で圧をかけ（垂直圧），受け手は肩を上下させます（平行圧の代わり）（図43）。与え手は，圧をかける位置を角のまわりで少しずつずらしてもよいでしょう。

（図43）

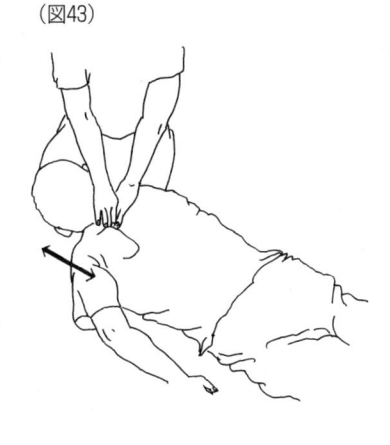

〈テクニック13／横隔膜のセルフ・リリース〉
①仰向けになり，胸郭の形を調べてください。肋骨はどんな曲線を描いていますか？　胸骨とどんなふうに関節していますか？　手の感覚で調べます（図25，96ページ）。
②肋骨弓をさがしてください（図25）。胸郭前面のいちばん下の，肋骨が左右へアーチ状になっている部分がそれです。確認できたら，この部分に両手の四指を押し当て，ほんの少し胸郭の内側へ押しこみます（垂直圧）（図44）。ただし，剣状突起（図25）がある部分は避けてください。

（図44）

③当てた四指を少しずつ外側へずらしていきます（平行圧）。痛みや不快感があったり，思わずお腹に力が入ってしまうようなら，手を止めて力を抜き，少し待ってから手を離してください。

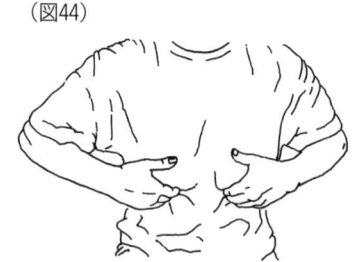

〈テクニック14／横隔膜のペア・リリース〉
①受け手は仰向けになり，体の力をできるだけ抜きましょう。緊張は横隔膜を硬くして，このテクニックの適用をむずかしくします。与え手は受け手の胸郭を調べ，肋骨弓（図25）の位置を確かめてください。

（図45）

②肋骨弓の位置が確認できたら，施術の前に受け手は両膝を立てます。こうすると腹部全体がゆるんで，施術が容易になります。与え手は，受け手の肋骨弓の下部から胸郭の内部（つまり横隔膜のある方向）へ向け，指先で圧を加えます（垂直圧）（図45）。このとき，剣状突起（図25）の下部から行なうのは避けてください。ま

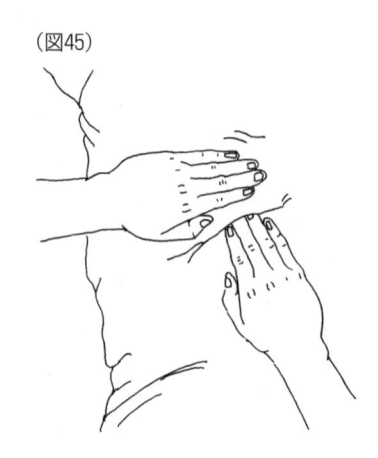

た，反対側の手で受け手の胸郭（これから働きかけようとする位置の近く）を支えてやると，受け手はリラックスしやすいでしょう。
③与え手は指先の圧を保ったまま，肋骨弓にそって少しずつ外側へその指をずらしていきます（平行圧）。
④施術が終ったら，与え手は自分の呼吸を確認してください。

　鏡を使って観察してみて肩で息をしていた人は，以上のテクニックを行なうことで，胸郭全体で呼吸できるようになっているかもしれません。もう一度鏡を使って確認してみてください。
　近ごろ，肩で息をする人が増えていますが，その主な原因と言われるのが，指先で行なう細かい作業です。とくに最近ではパソコンを使う人が多く，「肩で息をする」人口率増加の第一原因としてパソコンの操作があげられます。
　パソコンを使うときの癖でいちばん多く見られるのは，指先での操作を安定させるために，肩と肘を固定してしまうことです。中には，その状態のまま肘で両脇をしめつけてしまう人もいます。そのため，胸郭の下のほうや横隔膜が動かなくなってしまうのです。
　パソコンをよく使う人は，キーボードに入力するときの自分の姿勢や体の使い方を思い出し，その真似をしてみてください。あるいはパソコンが近くにあれば，その前に座って実際にキーボードにさわってもよいでしょう。パソコンの経験のない人は，指先で細かい作業をしているところを想像してみてください。ピンセットを使って，テーブルの上のピンを小さな箱に入れるなどはどうでしょう。
　さて，肩や肘はどうなっていますか？　リラックスしているという人は，問題はないでしょう。でも多くの人は，微妙によけいな力が入って，肩や肘，腕全体がすぼまっていると思います。息もつめているかもしれません。たとえ深呼吸をしても，その状態では胸の上部にわずかに入る程度でしょう。
　今度は，両腕を体の脇にたらして肩から力を抜いてください。肩に思いきり力を入れて，いっぺんに抜いてやるとよいでしょう。さて，その状態で呼

吸をしてみてください。肩が上がっているときと比べて，ずいぶん楽に呼吸ができるでしょう。

　ではもう1度，キーボードに入力するか，細かい作業をしているイメージを思い浮かべ，実際にその真似をして，呼吸をしてみてください。やはり，息があまり入りませんか？　あるいは少しはましになりましたか？　キーボートに入力したり細かい作業をするときには，できたら肩や腕を休める時間を頻繁にとりながら行なってください。

息をして

　リリース法の練習なのに，最初のうちは慣れないため，与え手も受け手も（とくに与え手のほうが）緊張で身を固くしていることがあるでしょう。そんなときには，たいがい呼吸も浅くなっています。それでは，望む効果がなかなか得られません。自分に向かって，「息をして」と呼吸をうながしてみてください。ふっと息をつくだけで，緊張がとけてしまうことがしばしばあります。私たちは，緊張していたり何かに熱中していたりするときに，無意識に息をつめていることがあります。これは，ふだんの生活の中でも同じです。

呼吸は心身のリズム

　呼吸は心身のリズムです。呼吸が変わると生活のリズムも変わります。SIの第1セッションを受けたクライアントは，呼吸がゆっくりになるとともに，動作が落ちついてゆったりとしてきます。内的には，せっかちに動いていた思考が速度を落としたり，景色がくっきりと見えたりします。ときによって，第1セッション後のクライアントが，私たちプラクティショナーの目からだけでなく，クライアント本人から見ても，違う人物に見えたりするのはこのためでしょう。

小胸筋の短縮

　女性の場合，小胸筋（図46）が縮んでいると，下着がうまく合わないこと

があります。

（図46）

「アンダーバストもトップバストも，ショップの店員さんにきちんと測ってもらって買うのに，実際に着けてみると，着け心地がイマイチなんです」とＳさんは言っていました。

「なんだか脇のところが浮いてしまうし，ストラップも肩からずり落ちてしまいます」

烏口突起

小胸筋

　小胸筋は，肩甲骨の烏口突起（図46）から胸郭に向かってのびています。この筋肉が緊張して短くなると，肩甲骨が引っぱられ，肩先が前へ突き出してきます。このせいで，肩にかかったストラップがたるみ，カップとバストの間にすきまができて，脇のところが浮いてしまうわけです（注2）。

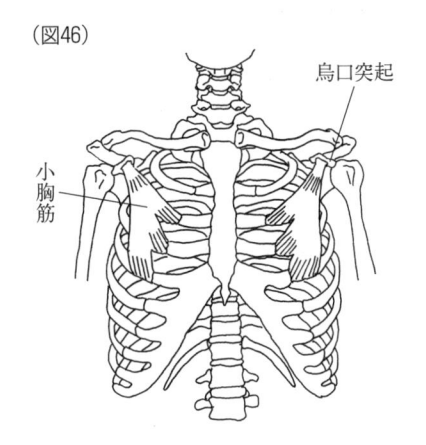

　小胸筋をリリースすると，下着の着け心地がよくなるだけでなく，バストまわりを美しく保ち，なおかつ，背中もすっきり見せることができるのです。Ｓさんは，第1セッションの直後から，ブラジャーの着け心地が変わり，バストの形もきれいになったと喜んでいました。

（注2）小胸筋は体の前後をつないでいます（前では第3～5肋骨に付着します）。このことが小胸筋をとても重要にしています。この筋肉が縮んでしまうと，肩甲骨が前へ引っぱられると同時に，胸郭の動きもおさえられ，呼吸運動が低下してしまいます。

〈テクニック15／小胸筋のセルフ・リリース〉

　椅子に座るか，立った姿勢で行なってください。

①一方の手を反対側の脇の下にまわして，「胸側の壁」（図47）をつかみます（垂直圧）。この場所では，大胸筋とともに小胸筋をつかめます。

②つかんだ手を下方へ引っぱります（平行圧）（図48）。10秒ほど保持してから手を離します。

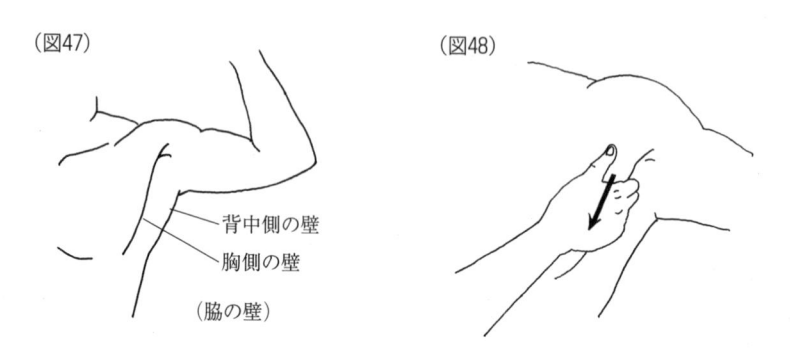

（図47）

背中側の壁
胸側の壁

（脇の壁）

（図48）

〈テクニック16／小胸筋のペア・リリース〉

　受け手は仰向けになり，肘を曲げた状態で腕を横へ投げ出します。与え手は，受け手の「胸側の壁」をつかんで（垂直圧）下方（足方）へ引っぱり（平行圧），10秒ほど保持してください（図49）。あるいは，「壁」の下へ指先を差し入れ，肋骨のほうへ向けて圧を加え（垂直圧），わずかにずらしてください（平行圧）。ずらす方向はどちらへでもかまいません（図50）。

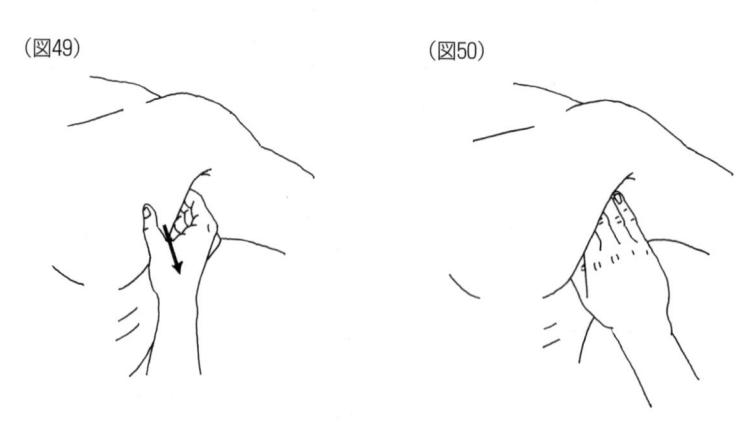

（図49）

（図50）

(2) 膝下から足へのライン

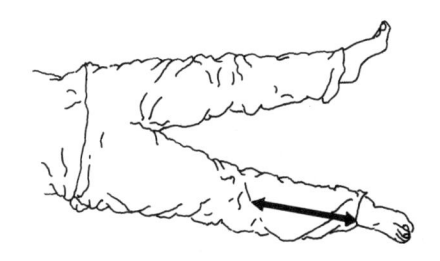

膝について

　全身の動きをともなうような動作は，いつも膝からはじまります。たとえば，歩行はその代表です。膝の動きに体全体がみちびかれ，動きだしていくのです。

　マーク・カフェルは，膝はその人の「カリスマ」を表す，と言います。私たちの体は，他の人の目に映るレベルでの，私たちの「存在」を表現しています。そうした体の動きを最初に方向づけるのが膝なのです。

　美しい膝の動きは，その人の「存在」を美しく見せます。舞台で踊るダンサーも，街を歩く通行人も，膝の使い方が美しい人は，多くの目を惹きつけます。

膝がロックする

　立っているとき，脛骨（すねの骨）の上に大腿骨をうまく維持するために，膝は微妙なバランスをとっています。脛骨と大腿骨との関係が悪くなったとき，膝の関節は伸びきる（過伸展）ことで安定しようとします。よく「ロックした」と言われる状態のことです。

〈テクニック17／膝のセルフ・リリース〉

　膝のお皿（膝蓋骨）のまわりに圧をかけます。思いきり行なうのではなく，垂直圧と平行圧を使って適切な力で行ないます。平行圧は，垂直圧によって

指先にとらえた筋膜をずらしてやるようなイメージで行なってください（図51）。

⟨テクニック18／膝のペア・リリース⟩
　受け手は仰向けになってください。与え手は両手の指先か指関節を使って，受け手の膝のまわりに垂直圧を加えます。セルフ・リリースのときと同様に，指先あるいは指関節にとらえた筋膜をずらしてやるようなイメージで平行圧を加えます（図52）。また，受け手が膝を上下することで筋膜が動き，より大きなリリース感が得られます（図53）。

（図51）

（図52）

（図53）

下腿には2本の骨がある
　下腿（すねの部分）の骨格は，脛骨，腓骨という2本の骨からできていますが，脚によっては，どう見ても1本にしか見えない場合があります。これは骨間膜（脛骨と腓骨の間にある膜状の組織）の硬縮によって，本来あるべき2本の骨としての運動が抑えられてしまっているためです。
　以下に，骨間膜をリリースするテクニックを紹介します。

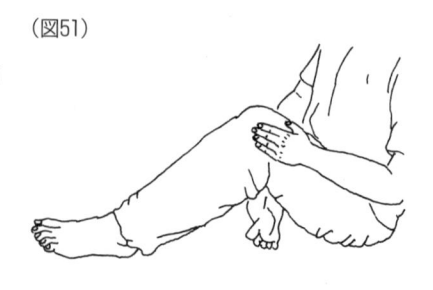

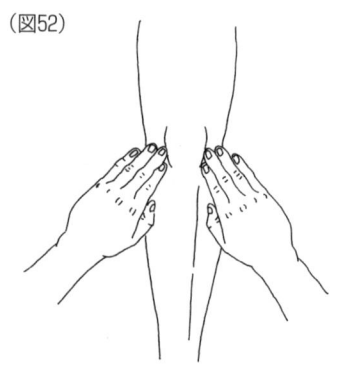

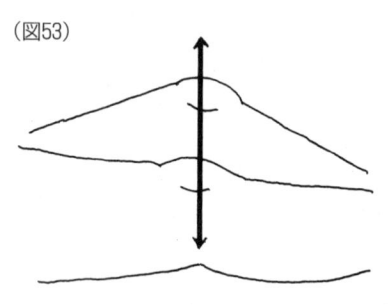

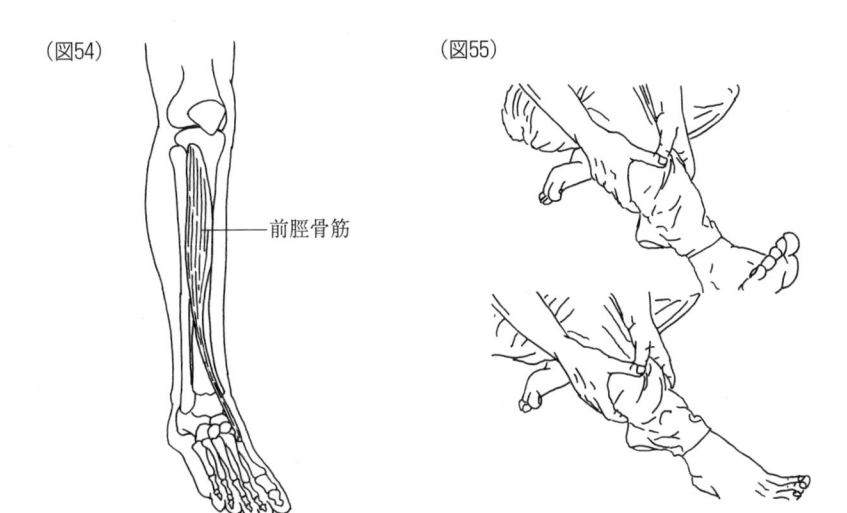

(図54) 　　　　　　　　　（図55）

　　　　　前脛骨筋

〈テクニック19／骨間膜のセルフ・リリース〉
①床に腰を下ろして，片方の膝を立てます。
②脛骨をさがしてください。脛骨はすねの中心にある太い骨です。膝の下から足首のところまで，実際にさわって確かめてみましょう。すねのいちばん高い部分に，脛骨のとがった縁が来ています。ここでは，その縁の外側にそって働きかけていきます。

　最初に，膝の下あたりに親指を押し当てます。弾力のある，硬い筋肉（図54）が指先に当たります。この筋肉の下に骨間膜があります。骨間膜を意識しながら，いつもより少し深く押しこむつもりで圧をかけましょう。圧をかけたら，足首を上下にゆっくりと動かしてください（図55）。
③親指を当てる位置を下げていきながら，足首のあたりまで行ないます。

〈テクニック20／骨間膜のペア・リリース〉
　受け手は仰向けになってください。与え手は骨間膜の位置を確認し，前腕を押し当てます（垂直圧）。足首の少し上から膝へ向かって，押し当てた前腕をゆっくりすべらせていきます（平行圧）。圧は少し強めにかけてください

（図56）。　　　　　　　　　　　　（図56）

　骨間膜は下腿だけでなく前腕にもあります。下腿と同じように前腕にも，橈骨，尺骨という2本の骨があり，それらの間に張られています。ただし，下腿の骨間膜と前腕の骨間膜とでは，働きも構成も違います。前腕では手がいろいろな方向へ動くので，それに合わせて2本の骨が回転するように柔軟にできています。それに対して下腿では，体重を支えるために密にできていて，どんなときにも2本の骨が回転しないように押さえています。腕では柔軟性のために構成され，脚では安定性のために構成されていると言えるでしょう。

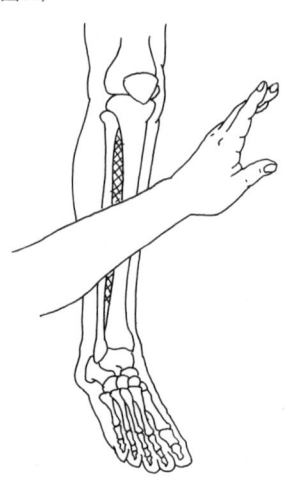

ふくらはぎについて

　ふくらはぎの代表的な筋肉に「腓腹筋」があります。この筋肉は，「ヒラメ筋」とともにアキレス腱につながっています。ふくらはぎのふくらみは，この筋肉によるものです。適度なふくらみをもったふくらはぎは，健康的で，かつ魅力的です。　　　　　　　　　　　　　（図57）

　腓腹筋は，膝を曲げる助けをしたり，ヒラメ筋とともにアキレス腱を引っぱって足首を伸ばしたりします。足が床に着いているときには，爪先立ちをするのに働きます。

　腓腹筋の形をよく見てください（図57）。細長いハート形をしていませんか？　この筋肉には心臓と同じポンプ作用があって，心臓の働きも助けています。私たちが歩くたびに血液を上方へと押し上げてくれ

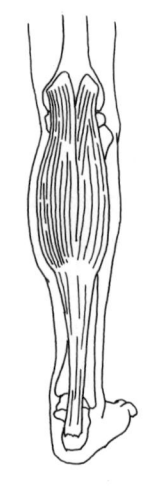

ます。

　歩いたりして足首をよく動かしてやることで，この筋肉は働くのですが，座ってばかりの生活をしていたり，あまりハイヒールを履きすぎたりすると，足首の動きが少なくなり，ポンプ作用もにぶくなって，ふくらはぎの形がくずれてきます。

〈テクニック21／ふくらはぎのセルフ・リリース〉

①床に腰を下ろし（背もたれのある椅子に深くかけてもよいでしょう），片方の膝を立ててください。膝は深く曲げるようにします。このとき，壁を背にすると姿勢が安定します（図58）。

②親指がふくらはぎに当たるように，両手で下腿を包みます（図59）。

③親指で垂直圧を加え，ふくらはぎを2つに分けるようなイメージで，ゆっくり外側へ開いていきます（平行圧）（図60①）。

④③の方法を，上から下へ少しずつ場所をずらしながら，ふくらはぎ全体に行ないます（図60②）。

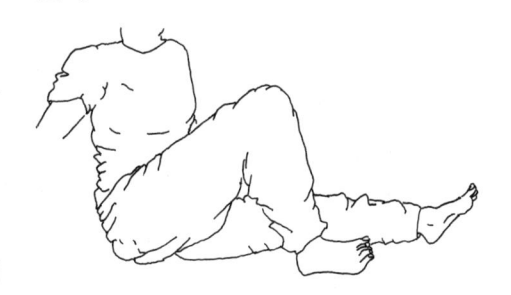

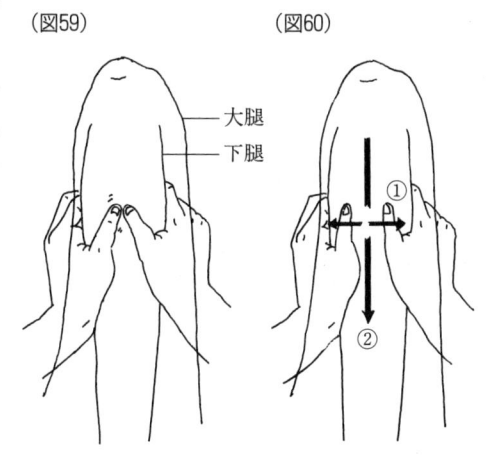

（図58）

（図59）　（図60）

大腿
下腿

〈テクニック22／ふくらはぎのペア・リリース（前腕を使って）〉　（図61）

　受け手はうつ伏せになってください。与え手は，受け手のふくらはぎに前腕を当てます。最初は，ふくらはぎのふくらみがはじまるあたりに当てましょう。ここは，人によって痛みを感じやすい部分なので，圧力を加減してください。垂直圧を加えた後，前腕を上のほうへとすべらせていきます（平行圧）。膝の裏の少し手前で動きを止めてください（図61）。

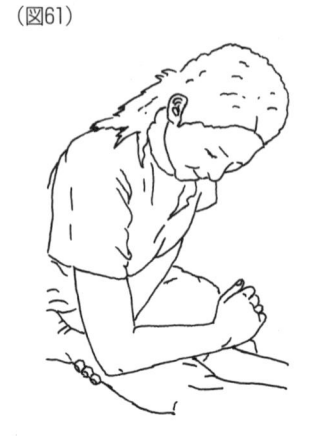

〈テクニック23／ふくらはぎのペア・リリース（両手を使って）〉　（図62）

　受け手はうつ伏せになってください。与え手は，受け手のふくらはぎに両手をしっかりと当て（垂直圧），左右に開いていきます（平行圧）。ふくらはぎを二つに分けるイメージが役に立つかもしれません。親指か母指球に少し力をこめると，筋膜を伸ばしやすいでしょう（図62）。

〈テクニック24／ふくらはぎのペア・リリース（両手／仰向け）〉

　受け手は仰向けになってください。与え手は，受け手のふくらはぎの下に両手を入れます。ふくらはぎをもち上げるように両手の指を立てましょう。受け手の下腿の重さが与え手の指先にのって，そのまま圧迫力になります。与え手は，指先で筋膜を「引っかけ」て，手前にすべらせていきます（図63）。

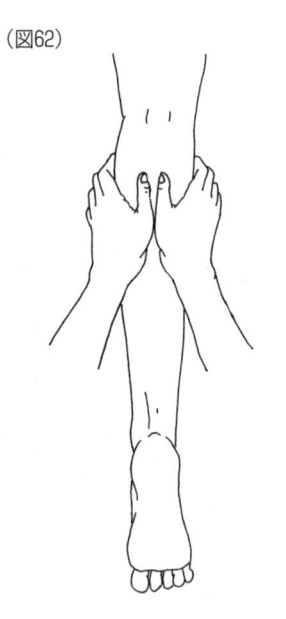

ふくらはぎがリリースされると，体力や体質が改善されます。ふくらはぎは，血液や体液の循環が悪くなっていることが多いのです。ここを刺激することで循環をうながせば，代謝がよくなり，体じゅうの臓器や器官の活動レベルが高まって体力が養われます。また，体外とのガス交換が活発になり，体質も改善されるのです。

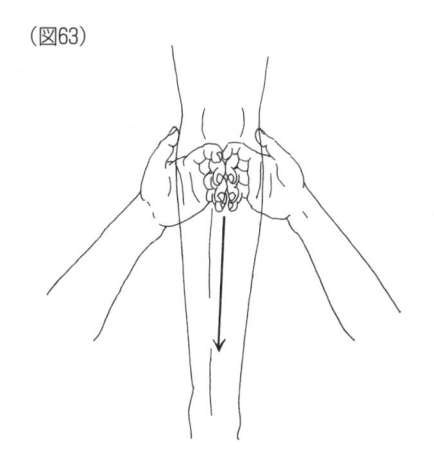

（図63）

膝を曲げると，かかとが浮いてしまう

クライアントのKさんは，かなりアキレス腱が縮んでいました。立った姿勢で少し膝を曲げただけでも，かかとが床から浮いてしまい，バランスをくずしそうになりました。皆さんも立ち上がって，少し膝を曲げてみてください。かかとが浮くようなら，下のテクニックをていねいに行なってみてください。

〈テクニック25／
アキレス腱のセルフ・リリース〉

アキレス腱をしっかりつまみ，足首を曲げたり伸ばしたりしてください（図64）。

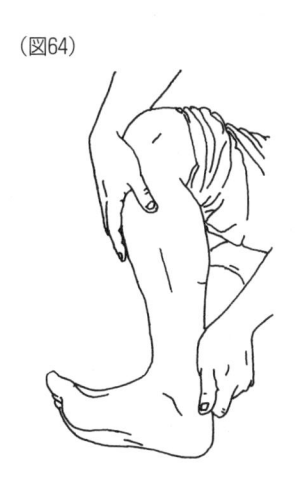

（図64）

〈テクニック26／アキレス腱のペア・リリース〉　（図65）

　受け手は仰向けになってください。与え手は，アキレス腱の上部（ふくらはぎのふくらみが終わるあたり）をしっかりとつまみ，かかとへ向けてゆっくりとすべらせていきます（図65）。

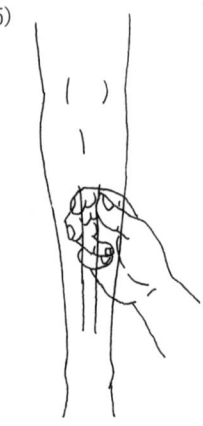

〈テクニック27／くるぶしのセルフ・リリース〉

　椅子に腰かけて，一方の膝の上に反対側の足をのせます（図66）。足がすべり落ちないように片手で押さえ，もう一方の手でくるぶしの周囲に働きかけます。指先や指関節，拳などを使って，内外のくるぶしをリリースします。垂直圧，平行圧を適用してください。平行圧はさまざまな方向へ行ないます（図67）。

（図66）

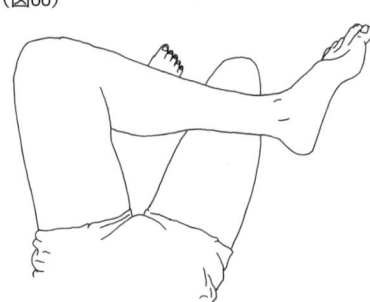

（図67）

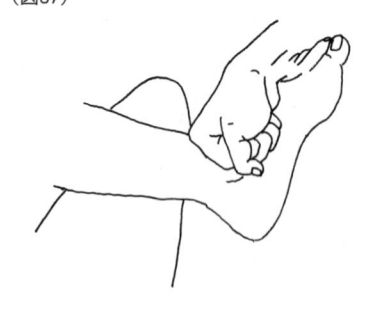

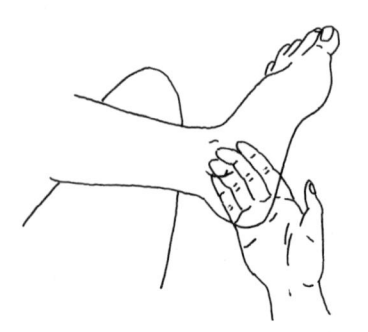

〈テクニック28／
くるぶしのペア・リリース〉

（図68）

　受け手は仰向けになってください。与え手は，受け手のくるぶしの上やまわりに指先や拳を押し当て（垂直圧），いろいろな方向へ動かしていきます（平行圧）（図68）。このあたりは，筋膜が他の組織と癒着しやすい部分なので，ていねいに行なってください。

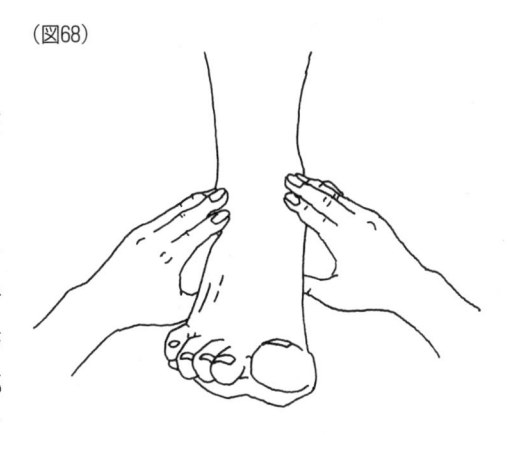

　スポーツ選手がはげしいトレーニングを行なうことで，そのスポーツでよく使う関節の動きが悪くなることがあります。サッカー選手の足首の動きを一般の人たちと比較した調査によると，一般の人たちよりもサッカー選手のほうが足首の動く範囲が小さくなっているそうです。これは日頃のトレーニングによって，靭帯などの軟部組織が強靭になり，関節の動きがおさえられることに起因するといいます。

　サッカーでは，巧みなドリブルやパスのためには，やわらかなボール・タッチが必要だそうです。他のスポーツでも，あるいは趣味でスポーツを行なう場合にも言えることですが，柔軟な動きを保つために，ゲームやトレーニングの後には，よくストレッチをしておきましょう。

足の働き

　足にはさまざまな働きがありますが，主なものとしては，①体重の支持，②体の推進，③ショックの吸収，の3つです。

　長さがわずか30センチにも満たない2つの足の上に，私たちの全体重がかかっています。ですから，足にはそれなりのしくみがあるのです。

　足の底には「アーチ（図69，70）」と呼ばれる部分があって，それが歩いた

り，走ったり，ジャンプしたりするときの，体重によるショックを吸収します。

アーチは全部で3つありますが，いわゆる「土踏まず」に当たる部分が，中でもいちばん目立つアーチです。その他に，小指の付け根から踵までを縦につないだ部分と，親指の付け根から小指の付け根までを横につないだ部分にも，小さなアーチがあります。これらのアーチがあることで，足が前後方向と横方向に広がるのです。そして，この働きによって，体重がかかったときの，腰椎や脚に対する衝撃が和らげられます。

これらのアーチを作っているのは，主にすねやふくらはぎにある筋肉です。それらの筋肉の腱が足の底まで届いて，足の縁を持ち上げることでアーチを作っているのです。ですから，すねやふくらはぎの筋肉に力がなくなると，アーチは扁平になってしまいます。

私たちがただ立っているだけの場合には，アーチはそんなには目立ちませんが，何らかの動作をするやいなや，すねやふくらはぎの筋肉が働いて，アーチがきわだって見えます。扁平足（注1）の場合には，動作がはじまっても筋肉がきちんと働かず，アーチは形成されません。

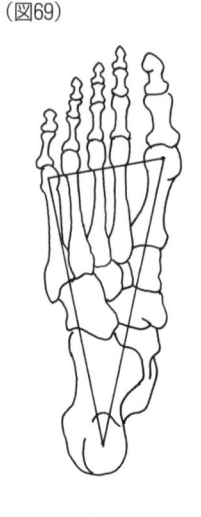

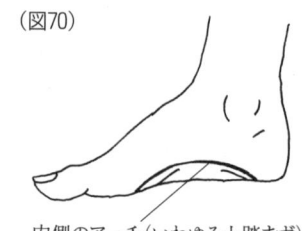

(図69)

(図70)

内側のアーチ(いわゆる土踏まず)

（注1）アイダ・ロルフ博士は，「扁平足は偏平なすねのことだ」と言っています。

足底の短い筋肉群

足底の短い筋肉群には，足を変形させる働きがあります。これらの筋肉が収縮すると，足全体として横幅がせまくなり，長さは短くなります。バレリーナはこの筋肉群を利用して，足に表情をもたせます。

足底に床からの刺激がない場合には，これらの筋肉は，理想的にはわずかに収縮している状態です。これらは大きな関節をまたいでいないので，関節を動かす力はもちませんが，立った姿勢で足が床からの圧力を受ける場合や，足が他の姿勢に移ろうとして床からの刺激を受ける場合には，完全に活動します。

　あまり固い靴を履きつづけていると，足の動きは制限されます。固い靴底は足底の筋肉群の動きをおさえ，足を決まった型にはめこんでしまいます。その結果，足は下腿から来ている長い筋肉のみによって動かされることになります（注2）。

（注2）裸足で立って，足をぎゅっと縮めてみてください。すると，重心がとれなくなって，体がふらついたり，そり返ったりしてしまうでしょう。外反母趾になるほどきつい靴をはくと，足はこんな状態です。足が固められると，どれだけバランスがとりづらいかわかるでしょう。全身が緊張してしまいませんか？

〈テクニック29／
足底のセルフ・リリース〉

①指の付け根に四指を当てます（垂直圧）。指先で引っかけるようにして踵の方向へ筋膜を引っぱります（平行圧）（図71）。

②内側のアーチに働きかけます。内側の縁（アーチのあるところ）に少し強めに親指を当て（垂直圧），踵のほうへ向けてずらしていきます（平行圧）（図72①）。このとき，足の指を反らせると効果的です（図72②）。

（図71）

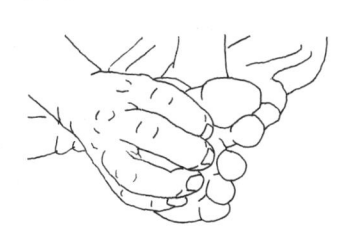

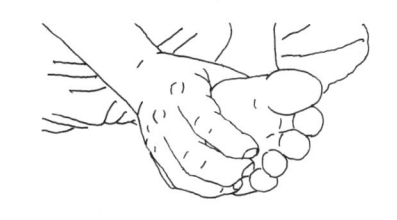

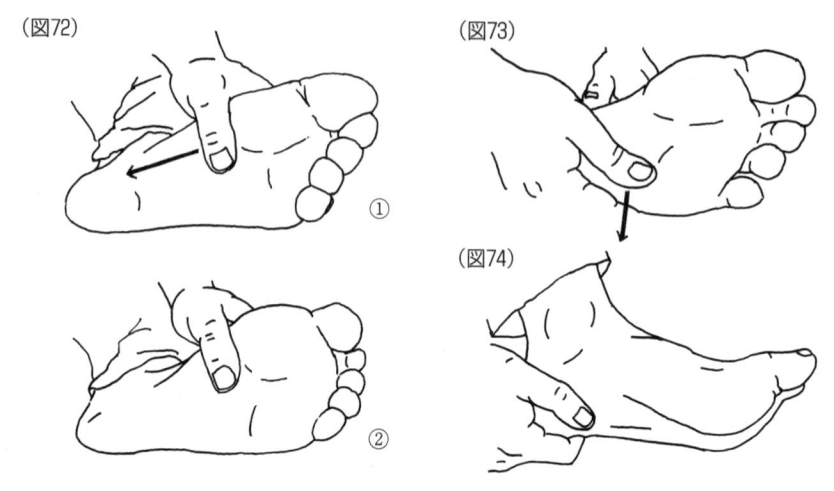

(図72)

(図73)

(図74)

③足の外側（小指側）の縁を親指と四指でつまみ（垂直圧），外側へ引っぱります（平行圧）（図73）。

④踵を手全体で包むようにして圧をかけます（垂直圧）。手で包んだまま，いろいろな方向へ動かします（平行圧）（図74）。

〈テクニック30／足底のペア・リリース〉

①受け手は仰向けになります。与え手は，拳を使って内側のアーチに働きかけます。親指の付け根から踵へ向かってすべらせます。垂直圧と平行圧を意識して行なってください。圧は強めがよいでしょう（図75）。

②次に，外側のアーチに働きかけます。小指の付け根から踵へ向かってすべらせます。①と同様に行なってください（図76）。

(図75)

ロルフィングのトレーニングで知り合ったカナダ人の男性は，ロ

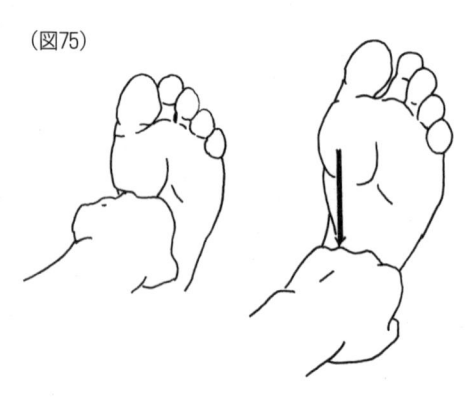

ルフィングの10セッションを受け終わって，靴　　（図76）
のサイズが2センチも大きくなったといいます。
彼は第2セッションを受けている最中に，自分
が小学生のころいつも緊張していたことを思い
出しました。彼は担任の先生がきらいで，授業
の間じゅう足の指を丸めて，張りつめた時間を
やりすごしていたそうです。彼はそのことを思
い出し，自分の場合には緊張とストレスで足の
指を丸めてしまうクセがあると知ってからは，努めて足の指，あるいは足全
体を伸ばすようにして生活しました。10セッションが終わってみると，そう
した彼自身の努力もあって，すっかり足がゆるんで靴のサイズが大きくなっ
ていたというのです。

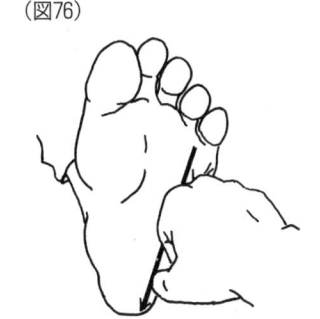

　もし皆さんも，この男性のようなクセを発見したならば，セルフ＆ペア・
リリースだけでなく，ふだんから足の指，あるいは足全体を伸ばすことをし
てみてください。

足の裏の状態

　皆さんは，自分の足底をまじまじと見たことがありますか？　足底にたこ
やまめ，あるいは魚の目などができていませんか？　それとも，きれいな状
態でしょうか？　もしある部分が，他とくらべて極端に硬くなっていたりす
るのなら，その部分の組織は，過剰な荷重や圧力のために補強されていると
考えられます。

　足底の組織の状態は，体重のかかり方や歩き方の影響を受けるので，全身
のバランスや体の使い方が修正されないかぎり，そんなに大きくは変わりま
せん。けれども，足底をやわらかくしておくと，足底の組織にかかる負担が
少なくなるのも確かです。そのためにも上のリリース法は役に立つでしょう。

　ところで靴底の場合には，どんなに酷使されたとしても，それが足底のよ
うに新しい組織で補強されることはありません。ですから靴底を見ると，ひ

どくすり減っているところがあったり、ほとんど地面に触れていないように見えるところがあったりするでしょう。靴底にかかる圧力のバランスがよければ、土踏まずをのぞいて全体的に平均して減っていくでしょう。これは、体のバランスが全体としてとれていて、足底の体重分布のしかたが均等だからです。

全身のつながり／足や下腿も全身につながる

　この9章(2)では、膝下から足に対するリリース・テクニックを紹介してきました。SIの場合、この部分に働きかけるのは第2セッションにおいてですが、このセッションの意図は背中を伸ばすことにあるのです。

　私たちが歩くとき主に使うのは脚ですが、実際には脚だけではうまく歩けません。歩くことでも、他のことでも、脚（つまり、大腿、下腿、足）は体の他の部分から分離された存在ではありません。ですからSIのセッションでも、背中を伸ばす意図で足や下腿の部分に多くの時間を割いたりするわけです。

　足や下腿は、頭や肩や背中からはじまり、骨盤や大腿とともに終わります。首や背中が柔軟であれば、骨盤は背骨に対して適切な関係にあるし、股関節も柔軟で、脚も楽に動かせる、というようにすべての部位がつながりをもっています。このことは、姿勢においても動作においても言えることなのです（注3）。これから、体の他の部位に対するリリース・テクニックも紹介していきますが、どこに働きかける場合にも、筋膜を対象にするかぎり全身に影響がおよぶということを覚えておいてください。

（注3）ひとつ、実験をしてみてください。首や肩をわざと固めて歩いてみましょう。あるいは、むずかしい考えごとをしながら歩いてみましょう。そうすると、あなたの踵にかかる重さがかなり増すのに気がつくことでしょう。体のある部分が固くなれば、あるいは、たった1つの筋肉でも固くなれば、全身にその影響が及び、姿勢や動作はいっぺんにぎこちなくなったり、不調和になったりするのです。

(3) 側面（脚から脇）のライン

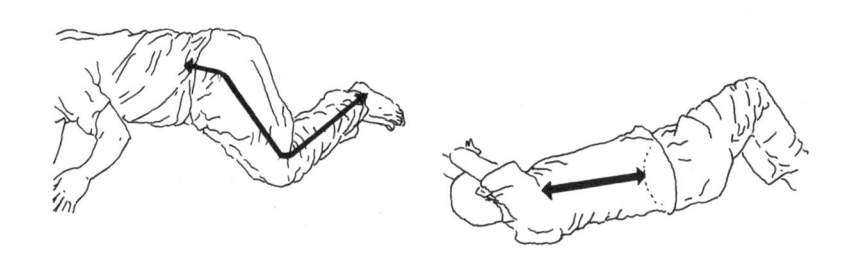

関係性のライン

　SIでは，側面のラインを「関係性のライン」と呼ぶこともあります。私たちの側面には，腕や脚という，外界と関わるための器官が付いているからです（注1）。私たちが外界に働きかけるとき，脚を使って目的地まで行き，手を伸ばします。

（注1）耳という，情報収集のための器官も付いています。

横から見た姿／心の姿勢

　人の姿は，前から見るのと横から見るのとでは，まるで印象が違うことがあります。たとえば，前からだとほぼシンメトリで美しく見えるのに，横からだと背中を丸めていたり，いばったように反り返っていたりで，あまりよい印象ではないといったように。横から見た姿は，体だけではなく，心の姿勢までよく表しているようです。

〈テクニック31／大転子のセルフ・リリース〉
①立て膝になってください。どちらかの脚を伸ばして，その脚の大転子をさがします。太腿の側面を腰のほうへたどっていくと，骨の出っぱりが感じられるでしょうか？　それが大転子（図81）です。大転子の後方（おしり

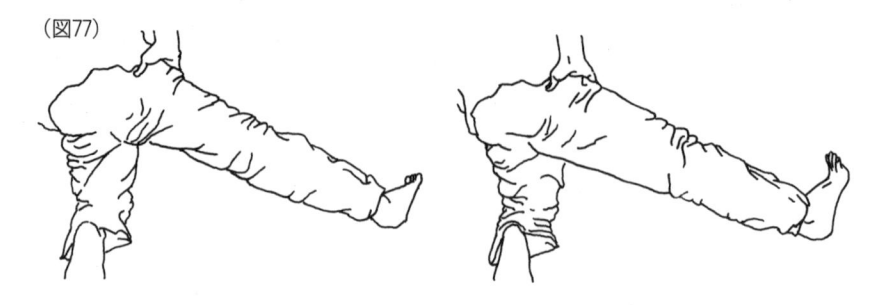

(図77)

側)に親指を押し当て，脚全体を回転させてください（図77）。
②指を当てる場所を，大転子の前方や上下にずらして行なってください。

〈テクニック32／腸脛靱帯のセルフ・リリース〉
①正座の姿勢から脚をくずして，リリースするほうの脚を横に出し，「横座り」の姿勢になります。脚の付け根の固い出っぱり（大転子）をさがし，その上に拳を押し当てます（垂直圧）（図78）。
②膝のほうへゆっくりすべらせていきます（平行圧）。着衣でリリースする場合には，少しずつ手の位置を変えながら行なうとよいでしょう。

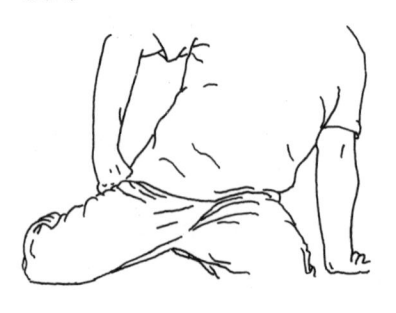

(図78)

〈テクニック33／腸脛靱帯のペア・リリース〉
①受け手は横向きに寝てください。与え手は最初に，受け手の大転子をさがします（図79，80）。テクニック31で行なったように太腿の側面を腰のほうへたどっていくと，骨の出っぱりがあります。それが大転子（図81）です。
　大転子のまわりに想像上の円を描き，その円にそって肘や拳で圧力をかけていきます（図82，83，84）。このようにして，大転子のまわりすべてに働きかけます。

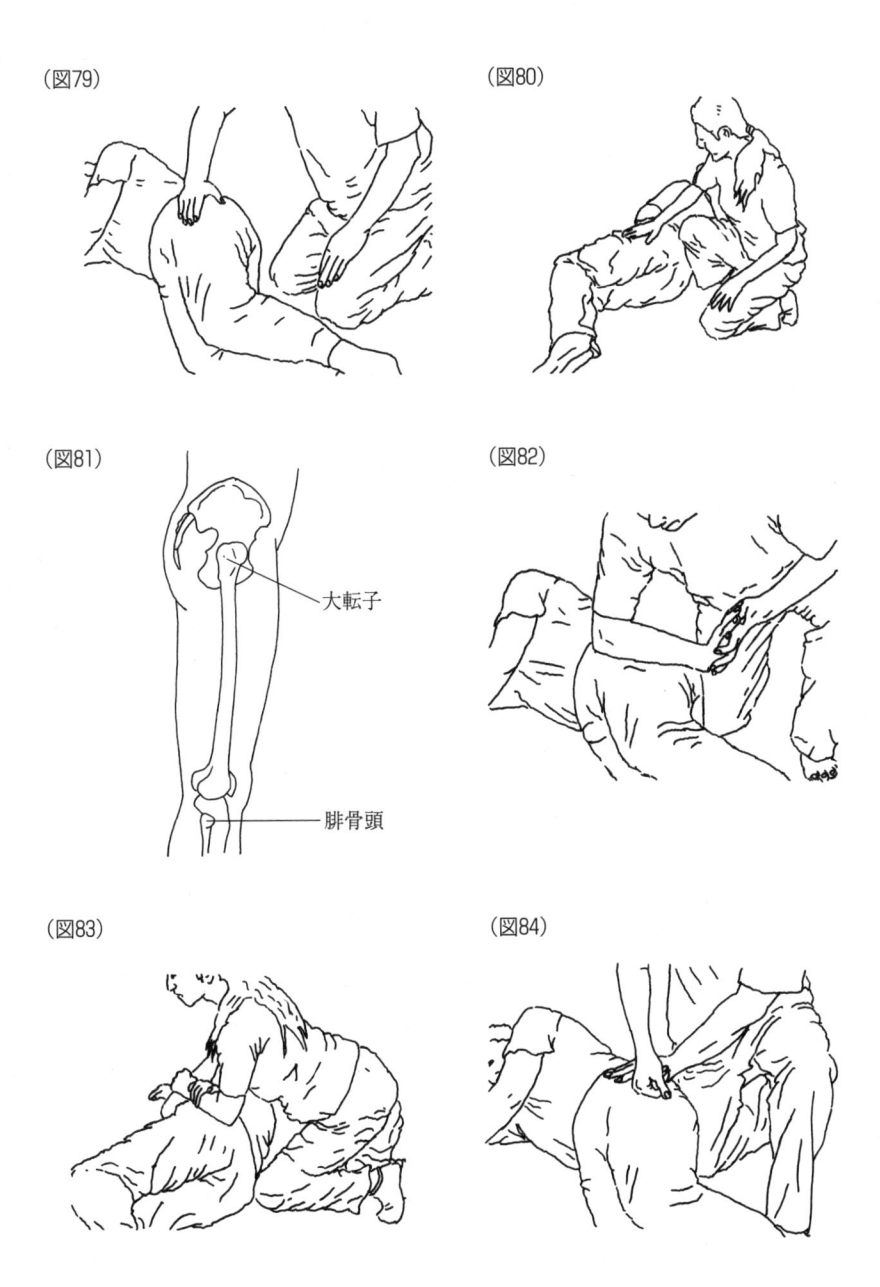

(図79)

(図80)

(図81)

大転子

腓骨頭

(図82)

(図83)

(図84)

9　呼吸&スリープ　125

②大転子の上から膝の横あたりまで，太腿の側面をバンド状の組織が走っています。これを腸脛靭帯（図85）と言います。

　この靭帯は，横から見ると太腿のほぼまん中を通っていて，手ざわりは少し硬くつるつるしています。

　与え手は，大転子の上に前腕か拳を押し当て（垂直圧），そのまま膝のほうへ向けてゆっくりすべらせていきます（平行圧）（図86, 87, 88）。

（図85）

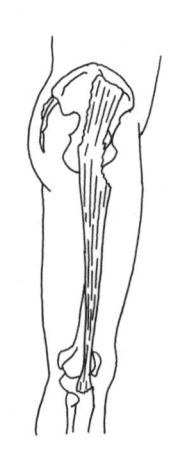

（図86）

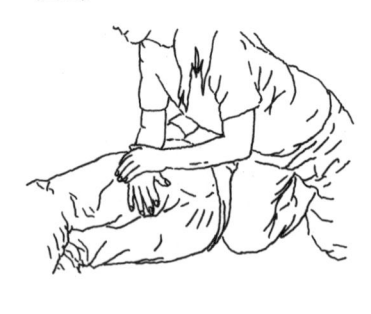

（図87）

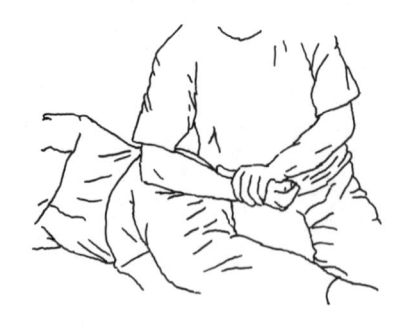

（図88）

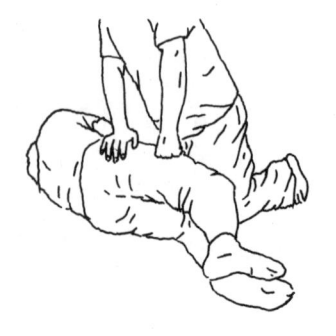

〈テクニック34／
ペア・リリース「脚全体を伸ばす」〉
　受け手は横向きに寝て，上になったほうの脚を自分自身で伸ばしていきます。「背伸び」をするときの要領です。そのとき与え手は，受け手の脚に手をそえてその動きを助けます（図89）。

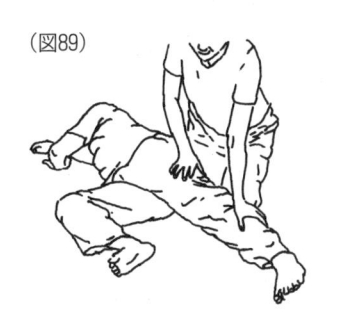

（図89）

〈テクニック35／ペア・リリース「仰向けで側面のラインを伸ばす」〉
　側面のラインは仰向けの姿勢でも伸ばすことができます。受け手は仰向けになって，立てた両膝を右のほうへ倒します。このとき同時に左腕を頭の上へ伸ばしてください。こうすると，左側面のラインが長くなります。与え手は，受け手の太腿か腰に手を当て，ラインを伸ばす方向へと引いてください（与え手の位置によっては，押してください）（図90）。
　左右を交換して行ないます。

（図90）

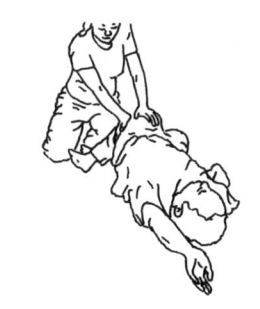

〈テクニック36／腸骨稜のセルフ・リリース〉
　椅子に座るか，立った姿勢で行ないます。
①最初に腸骨稜をさがします。いわゆる「腰骨」の上端の部分です。ウェストに手を当てたとき，手に当たる骨がそれです（図91）。
②腸骨稜に指を当てます。指先は体の中心を向いています。指先を骨盤の内側へ，ほんの少し押しこむように

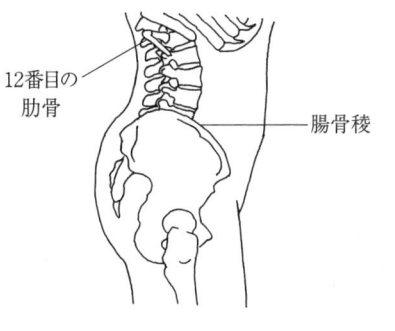

（図91）

12番目の肋骨

腸骨稜

9　呼吸＆スリープ　127

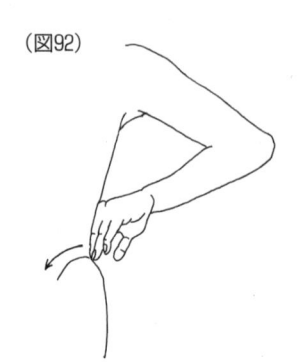

(図92)

垂直圧を加えます。
③垂直圧を加えたまま，腸骨稜にそって指先をすべらせていきます（平行圧）（図92）。

〈テクニック37／腸骨稜のペア・リリース〉
　受け手に横向きに寝てもらい，与え手は腰骨をさがします。腰骨の上の部分（腸骨稜）（図91）に肘や指先を押し当て（垂直圧），そのまま骨にそってゆっくりとずらしていきます（平行圧）（図93，94，95）。この部分は，感受性にかなり個人差があります。相手の反応をよく見ながら行ないましょう（注2）。

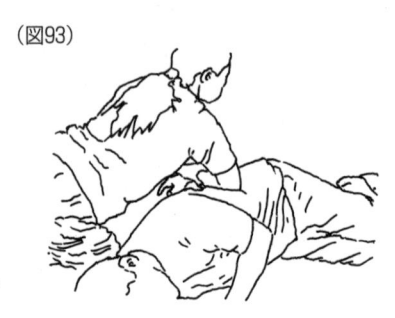

(図93)

（注2）腸骨稜のすぐ上には12番目の肋骨があります。この肋骨は「浮遊肋骨」といって，骨の先が胸骨とつながっていません。このあたりに強い圧をかけないように気をつけましょう。腸骨稜から手が離れないように行なえば安全です。

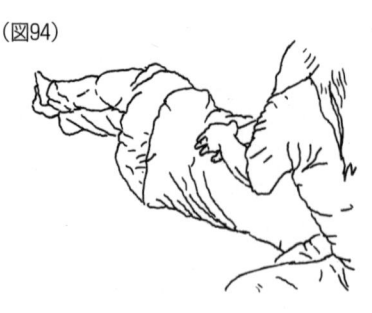

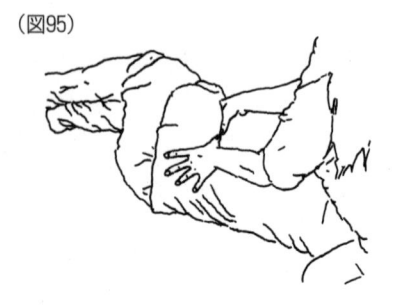

(図94)

(図95)

〈テクニック38／脇のセルフ・リリース〉

　椅子に座るか，立った姿勢で行ないます。

①体の側面部分を触察し，胸郭と腰骨の間の，骨のない部分をさがします（図96）。

②胸郭が終わるすぐ下のところに拳（手のひらや指先でもよい）を押し当て（垂直圧），当てた側と反対方向へ上体を傾け（側屈）ながら，その拳を腰骨の縁（腸骨稜）まですべらせます（図97）。

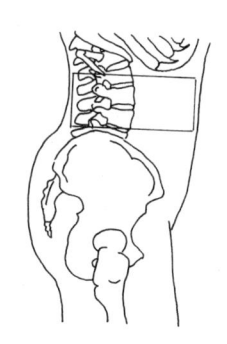

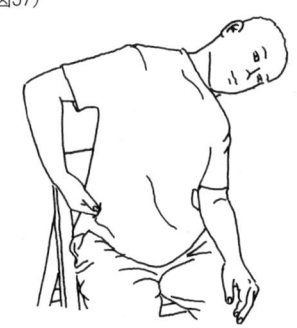

（図96）　　　　　　　　　　　（図97）

ペア・リリース前の注意／くすぐったい脇

　カルチャースクールのクラスなどでよくあることですが，ペア・リリースをしていても，触られることに慣れていないと，最初のうちは違和感やくすぐったさがあって，かえって緊張してしまう場合があります。また，とくに触られるのが脇の部分のように敏感な場所だと，くすぐったいと感じる人は少なくないでしょう。対策としては，与え手の最初のタッチは指先で行なうのではなく，手のひら全体をしっかり置くようにすることです。また受け手のほうは，自分の手で触っているようにイメージするとよいでしょう。

〈テクニック39／脇のペア・リリース〉

　脇の部分には，ラインを横切る筋肉はあっても，ラインにそった筋肉はあ

りません。脇のリリースは，頭の中でライ　　（図98）
ンをイメージして行なうと効果的です。

　受け手は横向きに寝て，頭の上へ片方の腕（上になっているほうの腕）を伸ばします。与え手は，受け手の肘のあたりをもって，ゆっくりと引っぱります（図98）。こうすることで，脇の部分の筋膜が伸ばされていきます。

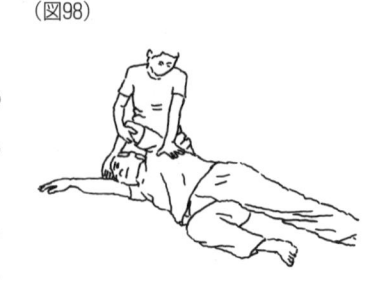

　このとき受け手に，引っぱられている腕と同じ側の脚（つまり，上になっているほうの脚）を伸ばしてもらうと，さらに効果的です。

　側面のラインが縮んでしまうと，腕を自然に伸ばす動作を妨げます。脇の部分がリリースされると，ウェストができて体型が美しく変わるだけでなく，動作の点でも改善されます。

〈テクニック40／脇のペア・リリース〉

　ここでは両腕を交差させる方法を使いま　　（図99）
す。この方法を使うことにより，与え手は少しの力で楽に施術をつづけられます。

　受け手は横向きに寝ます。与え手は，一方の手を受け手の腰骨に置き，もう一方の手を交差させて脇に置きます。腰骨に置いた手を固定して，脇に置いた手を頭の方向へゆっくりと押していきます。受け手が同時に脚を伸ばすと，さらに効果的です（図99）。

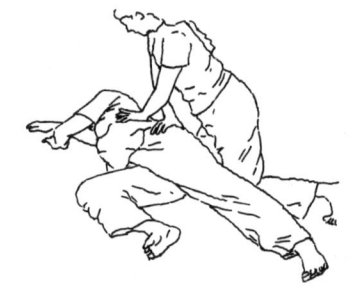

前鋸筋／手を伸ばす動作

　前鋸筋は，腕を肩ごと前へ押し出す働きがあります（図100）。この筋肉が硬くなると手を伸ばす動作が妨げられます。

(図100)

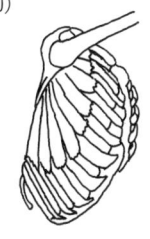

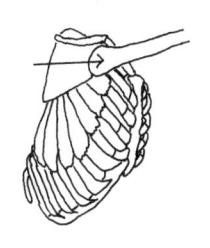

〈テクニック41／前鋸筋のセルフ・リリース〉
①仰向けになり，天井へ向けてまっすぐ片腕を上げてください。このとき，肩（肩甲骨）は床についています（図101）。
②脇の下〈前鋸筋（図100）が付着するところ〉に指先を押し当て（垂直圧），天井へ向けて上げた腕をより高くもち上げます。肩が床から離れるくらいまでもち上げてください（図102）。5秒ほどその位置を維持したら，ゆっくりもとの位置にもどします。

(図101)　　　　　　　　　　(図102)

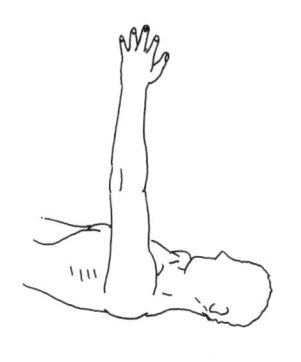

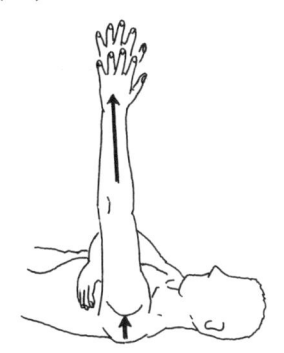

〈テクニック42／前鋸筋のペア・リリース〉
①受け手は仰向けになり，天井へ向けて片腕を上げてください。与え手は，受け手が腕を上げた側の脇に手を当て，ゆっくり垂直圧を加えます（図

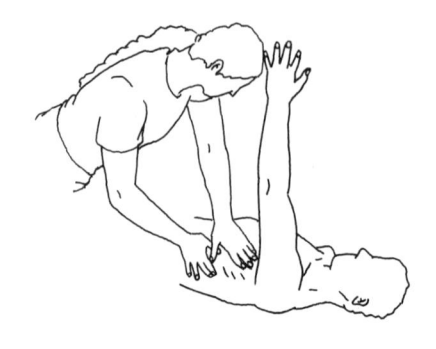

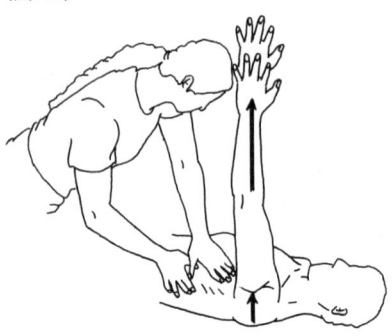

(図103)　(図104)

103)。

② 与え手が垂直圧を加えている間、受け手は、天井へ向けて上げた腕をより高くもち上げます（図104）。肩は床を離れます。5秒ほどその位置を保持した後、その腕をゆっくりもとの位置へもどしてください。

〈テクニック43／広背筋のセルフ・リリース〉

椅子に座るか、立った姿勢で行ないます。

① 手のひらを前へ向けて肘を横へ張り出してください。そうすると、脇のところに広背筋（図105）が浮き上がります。
② 反対の手で広背筋をつかみ、ゆっくり上のほうへ腕を伸ばしていきます。上腕が耳につくところまで伸ばしてください（図106)。

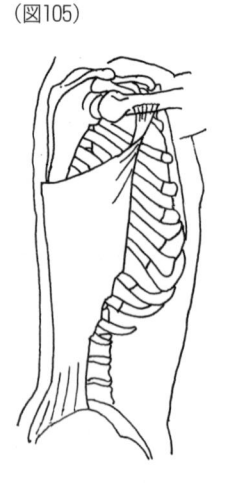

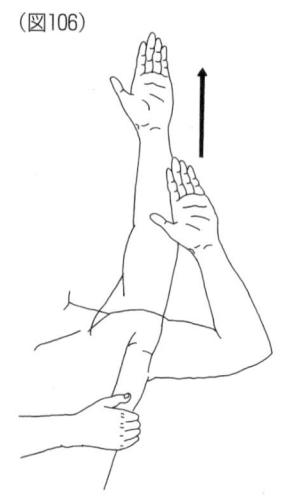

(図105)　(図106)

〈テクニック44／広背筋のペア・リリース〉　　（図107）
①受け手は仰向けになり，肘を曲げた状態で腕を横へ投げ出します。与え手は，受け手の脇のところで広背筋（図105）に圧をかけます（垂直圧）。指先や拳，あるいは肘を使います（図107）。
②受け手は肘を伸ばしながら，上腕が耳につくところまで腕を頭のほうへ上げていきます。その間，与え手は圧をかけたままにしています。

　広背筋は腰から背中，脇から腕へとつながっており，途中，第9から第12くらいまでの肋骨にも付着しています。ですから，この筋肉の状態は呼吸にも大きく影響します。
　テニスや卓球，スキーやフリークライミングなど，脇をしめる動作が多いスポーツを行なう人たちは，広背筋が短縮している場合があり，そのため肋骨の動きがおさえられ，呼吸が浅くなっていたりします。そんな人たちは，広背筋のテクニックを行なうことで，呼吸がしやすくなるでしょう（注3）。

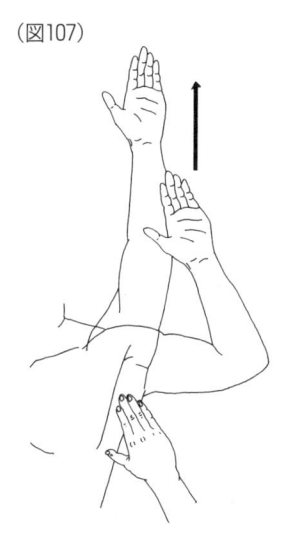

（注3）広背筋はふつう，強めに息を吐こうとするときに使われる筋肉です。また，咳をするときにも使われます。

10 コアのために

(1) 脚の内側のライン

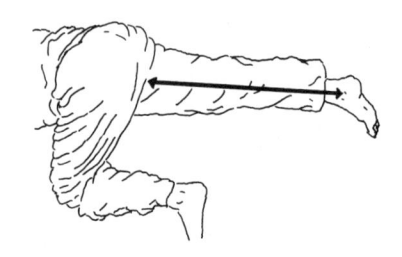

前章では,「呼吸＆スリーブ」というタイトルのもとに, 呼吸筋, すねやふくらはぎ, 足の筋肉, 体の側面を横切る筋肉に対するセルフ＆ペア・リリース・テクニックが集められていました。SIでいうと, これらは第1～3セッションに当たります。

この章では, コアを活性化するためのテクニックが集められています。コアというと, 基本的には骨の周囲にある筋肉を指して言うのですが, 脚部の場合には, 重心線のまわりにある筋肉と考えてよいでしょう。ですから, 脚の部分でコアというと, 大腿骨や脛骨のまわりの筋肉ではなく, 重心線が通る, 大腿部と下腿部の内側面にある筋肉です（図108）。この(1)では, その部分をリリースするテクニックを紹介しますが, とくにSIでは, 大腿部のコアである内転筋（大腿部の内側面にあって, 脚を閉じる働きをする筋肉）群が重要視されています。この章の(1)～(5)では, 主にSIの第4～6セッションに当たるセルフ＆ペア・リリース・テク

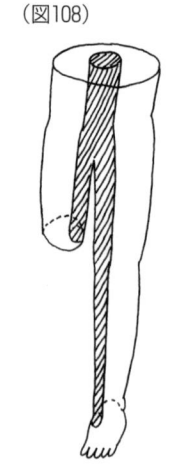

（図108）

ニックと，その他にいくつかのエクササイズを紹介します。

〈テクニック45／太ももの内側のセルフ・リリース〉
①床に腰を下ろし，あぐらをかいてください。股関節が硬くて，膝がかなり浮いてしまうようなら，下にクッションを当てがってください。
②ももの内側のそけい部近くに手を置きます。この場合，片手でも両手でもかまいません。ゆっくりと手を沈めていきます（垂直圧）（図109）。
③膝のほうへ手をすべらせていきます（平行圧）。

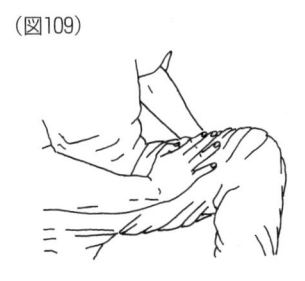

（図109）

〈テクニック46／すねの内側のセルフ・リリース〉
①床に腰を下ろし，膝を立ててください。すねの内側に手を置いて，脛骨（図110）の縁をさがします。
②脛骨の縁に指を押し当てます（垂直圧）。図では親指になっていますが，他の指で行なってもかまいません。最初，膝に近いところに当て，足首のほうへすべらせていきます（平行圧）。骨と筋肉を引き離すようなイメージをもつとよいでしょう。ただし，垂直圧と平行圧を意識して，痛くない程度に行なってください（図111）。

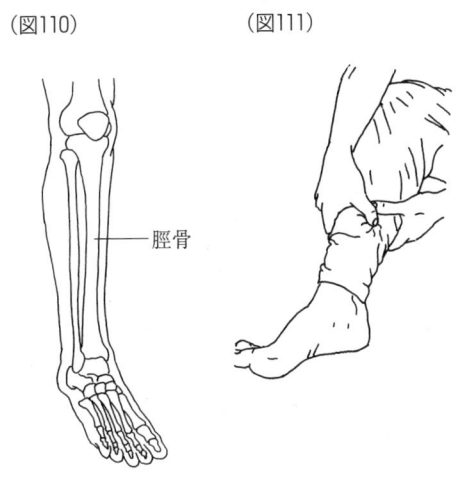

（図110）　（図111）

脛骨

10　コアのために　135

〈テクニック47／脚の内側のペア・リリース〉

①受け手は横向きに寝て，下になったほうの脚を伸ばしてください。この脚が施術の対象となります。上の脚は膝を曲げて胸のほうに引きつけます。体を安定させるために，曲げた膝の下にクッションを当てがってください。また必要に応じて，他にもいくつか使うとよいでしょう（図112）。

（図112）

②下になった脚の内ももが施術の対象となります。与え手は，ももの付け根近くに手のひらを置いてください。ゆっくりと垂直圧をかけた後，膝のほうへ向けて平行圧をつくります。手を置く場所を少しずつずらして，垂直圧と平行圧をくり返していきましょう（図113）。膝の手前まで行なってください。

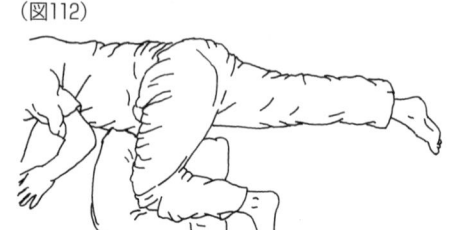

（図113）

③与え手は，受け手の膝の内側に親指か拳を当て，わずかに圧力を加えます（垂直圧）。ちょうど骨の固さが感じられる部分を圧迫しますが，膝蓋骨（膝の「お皿」）は避けるように行ないます。骨の上をいろいろな方向へと動かしてください（平行圧）（図114）。

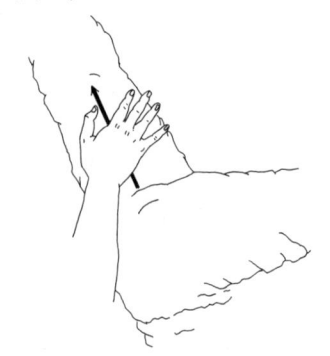

（図114）

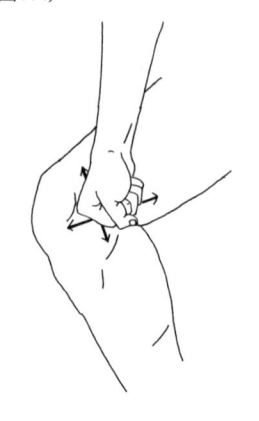

④③で働きかけた骨の部分は，じつは脛骨（図110）の頭のところで，この骨はすねのほうへと続いています。与え手は，この骨の内側の縁に親指か拳を押し当て（垂直圧），足首のほうへとすべらせていきます（平行

圧)(図115)。

⑤今度は，ふくらはぎのふくらみに拳を押し当てます（垂直圧）。膝の近くから足首の横まですべらせていきます（平行圧）(図116)。

(図115)

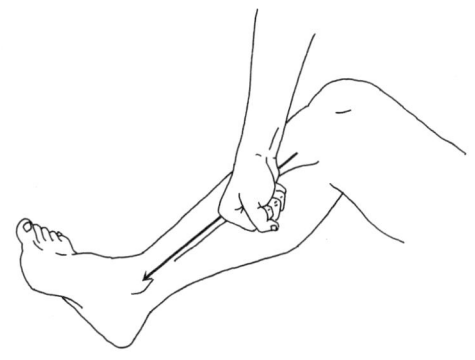

(図116)

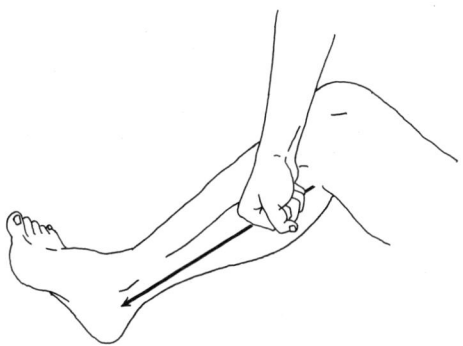

(2) 太ももの前面のライン

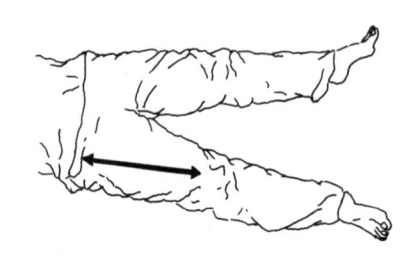

ボールを蹴るときに使う筋肉

太ももの前面にある筋肉は，ボールを前へ蹴るときに使います。この筋肉は「大腿四頭筋」と言って，4つの部分からできています。立っているときに膝が「ロック」しているならば，この筋肉が緊張しているはずです。大腿四頭筋のうち「大腿直筋」と呼ばれる筋肉は，骨盤に付着しているので，骨盤の傾きにも影響を与えています。

コアとの連携

大腿四頭筋はSIで言う「コア」の筋肉ではありませんが，歩くときには，コアの筋肉である大腰筋と連携します。脚を前に出す大腰筋の動きを引きついで大きくするのです。この「引きつぎ」がうまくいかなくなるのは，たいていは大腿四頭筋がコアのするべき仕事をうばってしまうためです。ですから，この働きすぎの筋肉をリラックスさせる必要があるのです。

(図117)

〈テクニック48／
太ももの前面のセルフ・リリース〉

正座をしてください。体を少し前かがみにしながら，前腕を太腿に押し当てます（垂直圧）。反対の手で手首をもって腕を安定させましょう。ゆっ

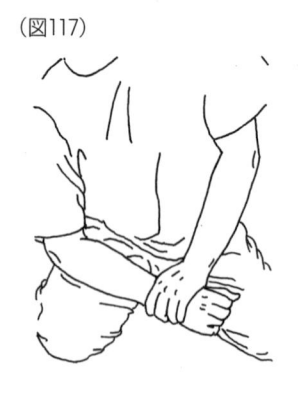

くりと膝のあたりまですべらせていきます（平行圧）（図117）。

〈テクニック49／太ももの前面のペア・リリース〉

(図118)

　受け手は仰向けになってください。与え手は，受け手の太ももの付け根あたりに拳か前腕を押し当て（垂直圧），そのまま膝のほうへとすべらせていきます（平行圧）（図118）。膝の上には，けっして圧をかけないでください。

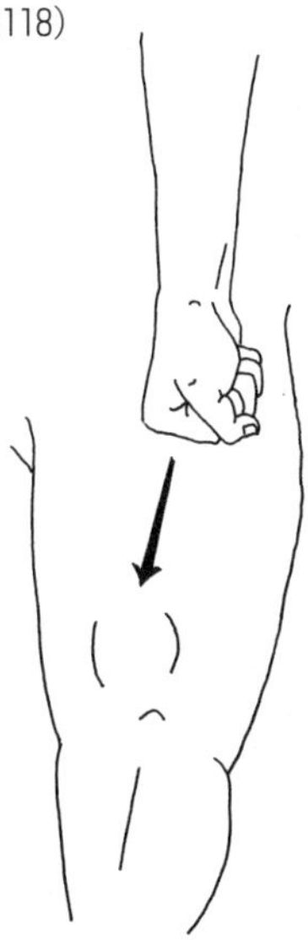

やわらかな手技

　ここまで，リリース・テクニックを実践しながら読み進めてこられた方は，筋膜の変化にもだいぶ敏感になられたかと思います。

　私たちがまだトレーニーだった当時は，たがいによく施術の交換練習をしたものです。そんなとき，自分の手技によって相手の体に思い通りの変化を起こせないと，途方もなく焦燥感にかられたものです。今では，ほとんど何があっても落ちついていられますが，まだ実践経験のない当時の私たちは，組織の変化をコントロールしようとして，むやみに手技の圧を強めるばかりでした。また，指先に無理な力をこめて，まるで引っかくようなストロークをくり返したものです。

　体の組織をすみやかに変化させるためには，手技の圧力を強めるのではなく，逆に力を抜き，動きを小さくするとよいでしょう。そうすることで，与え手の感受性は高まり，さらに繊細に感じることができるようになります。組織に表れる少しの違いを感じとり，それにしたがって働きかけましょう。

　触察がそのまま施術になるような手技が，与え手にとっても受け手にとっても負担が少ないのです。ですから，手技で力まないようにしましょう。体の組織は，じつは変化しやすいのですから。無理強いはかえって組織の抵抗

を引き起こし,施術そのものを困難な作業にしてしまいます。

　分子のレベルで見ると,与え手によって適度な圧力が加えられることで,化学的に結合してしまったコラーゲン線維どうしが,うまく引きはがされます。結果として,組織間のすべりがスムーズになるのです。これは,急激な圧力が加えられたり無理に圧迫されたりしても効果がありません。単に不要な痛みがともなうだけで,たとえば,結合組織が裂けて内出血したりすることもあります。そうした点からも,組織の反応を触察しながら,適切な圧力で働きかけていくことが必要なのです。

(3) お腹をゆるめる

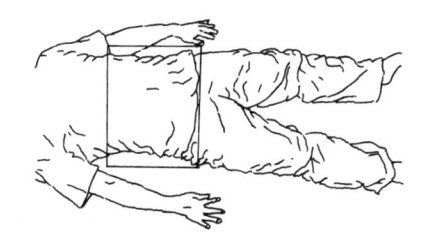

大腰筋と歩行

　私たちが行なうセミナーには,「呼吸のしくみ」という講義がありますが,その後につづくのは,たいていは「歩行のしくみ」の講義です。呼吸は胸から起こりますが,歩行はそのすぐ下のお腹から起こるからです。私たちがこのことを言うと,ほとんどの受講生がふしぎそうな顔をします。「なぜ歩行がお腹から起こるの？」と疑問に思うからでしょう。私たちも最初にそれを聞いたとき,そう思いました。図119の骨格図を見てください。

　これを見ると,骨盤の横に股関節があって,大腿骨はそこからついていますね。けれども,私たちの体は骨だけでは動きません。動力である筋肉を見てみましょう。歩行に関わる第一の筋肉と言えば「大腰筋」です。この筋肉は,ちょうどみぞおちのあたりからはじまって,太ももの内側に付いています。歩くとき,この筋肉がまず動いて太ももをもち上げます。その動きを太ももや下腿の筋肉が受けつぎます。こうして,お腹の中から起こった動きが脚全体に広がっていくのです。

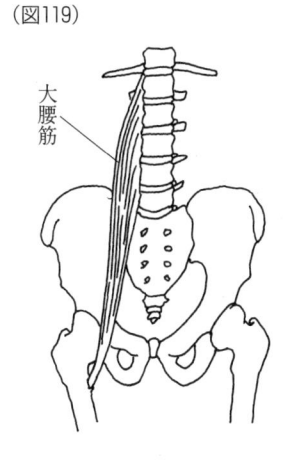

(図119)

10　コアのために　　141

動作を使ったエクササイズ

　ここで，これまでのセルフ＆ペア・リリースとは少し傾向の違うテクニックを紹介しましょう。このテクニックは，ある特定の「動作」を行なうことで成り立っています。ただし，筋力トレーニングとは違うので，重量を使ったり，思いきり力をこめたり，あるいは，素早く動かしたりする必要はありません。指示にしたがって，ゆっくりと行なってみてください。

〈テクニック50／大腰筋のためのエクササイズ「ヒール・ドラッグ」〉

① 仰向けになってください。体重を床にあずけて，体から力を抜きましょう（図120①）。

② エクササイズするほうの脚は伸ばしたままで，反対の脚は膝を立ててください（図120②）。

③ 足首を立てながら，天井に向けて膝を上げていきます。動作はゆっくりと行なってください。またその際，背中を反らさないように注意しましょう（図120③）。

④ 両脚とも同じように膝を立てた状態になったら，そのまま一呼吸おいてください（図120④）。

⑤ 背中を意識しながら，両脚をもとの位置へとゆっくりもどしてください。エクササイズを行なったほうの脚に，あるいは，その脚と同じ側の背中には，どんな感じがありますか？　反対側と比べてみてください。

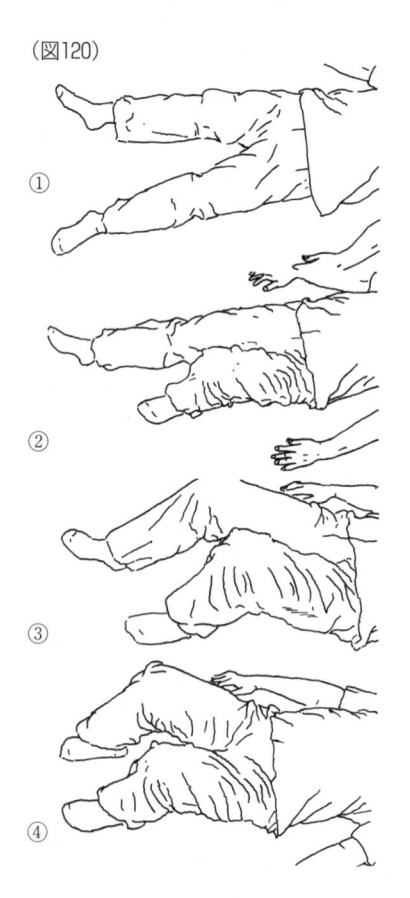

（図120）

さて，このように仰向けの状態では，大腰筋がゆるむと背中が床につく面積がふえるのです。逆に，大腰筋に緊張があると背骨を床から引っぱり上げるので，その面積は減ってしまいます。
　必ず反対の脚でも行ないましょう。

〈テクニック51／エクササイズ「グラスホッパー」〉

①背中を壁につけて，両脚を前へ投げ出すように座ってください。エクササイズするほうの脚を決めましょう。その脚からできるだけ力を抜いてください。

②足の指を立てましょう。小さな動作ですが，ゆっくり行なってください（図121①）。

③足の指を立てたままで，今度は足首も立てましょう。同じようにゆっくり行ないます（図121②）。

④足の指と足首を立てたままで，膝を天井の方向へと上げていきます（図121③）。

　じつは，膝を上げる筋肉は，背骨から起こってお腹の奥を通っています。膝を上げていくとき，その動きが背中のあたりからはじまるようにイメージしましょう。

⑤今までの動作（②〜④）を逆にたどってください。足の指と足首を立てたままで，膝を伸ばします。足の指を立てたままで，足

（図121）
①
②
③

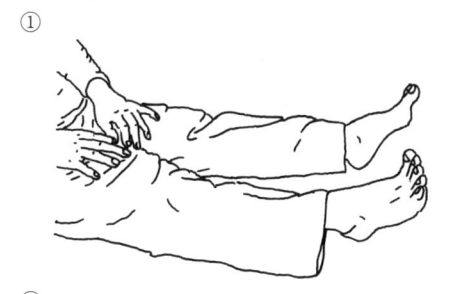

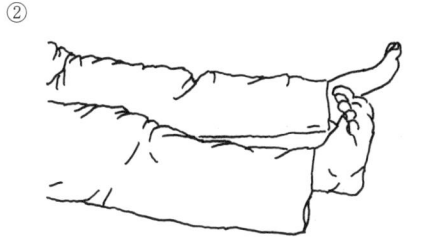

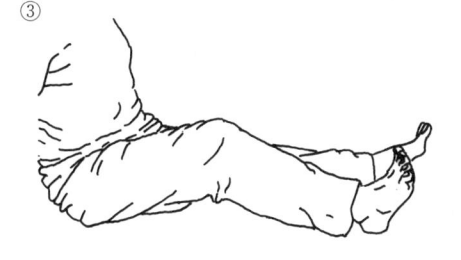

首をゆるめます。最後に足の指をゆるめてください。

　以上の手順がスムーズに行なえるまで，何度かこのエクササイズをくり返しましょう。片方の脚が終わったら反対の脚にうつりますが，その前に両脚の状態を比較してください。立ってみると，違いがよくわかるかもしれません。

　さて，いかがでしたか？　今後，この本の中で「エクササイズ」という名前で紹介するテクニックは，すべて同種のものです。リリース・テクニックだけでなく，ぜひこの「エクササイズ」も行なってみてください。

動作を変化させる

　あなたの周囲を見まわしてください。手を伸ばすだけで，つまりその場から移動せずに，何か手に取れるものがありますか？　もし何かあるなら，それをとってみてください。何もないなら，近くのものに触れてみてください。自分の体でもけっこうです。

　さて，質問があります。それ（あなたの体かもしれませんが）に手を伸ばしたとき，肩を動かす感じはどんなでしたか？　上腕や前腕はどうでしたか？　また，触れたときにはどんな感じがしましたか？　硬い感じとか，やわらかいとか，ざらざらしているとか，すべすべしているとか。どうでしょう？

　たぶん皆さんは，それに手を伸ばしたときの肩や腕の感覚，そして触れた感じなどには，ほとんど注意を向けていなかったのではないでしょうか？　手を伸ばすときの感覚は「運動覚」，触れた感じは「触覚」ですが，皆さんがもっとも記憶しているのは，つまりもっとも使っているのは，「視覚」ではないでしょうか。

　さて今度は，少し歩いていかないと触れることのできない距離にあるものを探してください。たとえば部屋の壁でも，ドアでも，あるいは冷蔵庫でもかまいません。今からそれを，「視覚」「運動覚」「触覚」の3つの感覚でとらえる想像を私たちといっしょにしてみましょう。ひとつずつ順番にやってい

きます。

　まず視覚からいきます。さあ，それを見てください。もちろん，もう見えていますね。視覚を使うとき，それがいくら遠い距離にあったとしても，（あなたの視力がゆるすかぎり）あなたの感覚はすぐに到達するでしょう。視覚は「遠感覚」といって，直接に接触することなしに対象に到達することができます。

　次は，運動覚と触覚を同時に使いながら，それに到達しようとします。想像するだけでなく，実際にやってみてもよいでしょう。さて，実際に目を閉じるか，目を閉じていると想像してみてください（注1）。今度はそれに向かって歩いていかなければなりません。あなたが手を動かしながらそれを探すとき，肩や腕が動く感じに，あるいは歩いている感じに注目してください。触覚を敏感にして，両手を前へ伸ばします。何かが手に触れます。それが何であるのか確認しようとします。触れることによって，全体の形や材質などが確認できて，それだとわかります。

　どの感覚を使うかによって，私たちの感じ方も行動も違ってきます。ほとんどの人は視覚中心です。それがある場所へ行き着こうと，実際に歩いていったとしても，歩いたり体を動かしたりする感覚や，足の裏が床に着く感覚には，（足をぶつけたとかいうことがないかぎり）ほとんど注目しないでしょう。つまり，視覚がまっ先に対象に到達してしまうので，到達するまでのプロセスが注目されないのです。けれども，私たちの動作や行動に変化を起こすためには，プロセスに注目する必要があるのです。

（注1）実際に閉じる場合は，けがをしないように気をつけてください。

Yさんの場合／首を縮める癖

　一度身についてしまった動作は，それがどんな動作でも，無意識的に行なわれます。Yさんは立ったり座ったりするときに，首を縮めてしまう癖がありました。よく調べると，ほとんどの動作をするときに，わずかですがこの

癖が顔を出していました。これには本人も気づいていませんでした。Yさんの場合，テクニック72を使いながら，運動感覚に注意を向けてもらうことで，十分にプロセスを体験してもらいました。何回かくり返すうちに，首を縮める動作はなくなり，どの動作も見た目にスムーズに行なわれるようになりました。いつも感じていた身体的疲労もなくなり，行動が積極的になりました。

形成運動

　新しい運動や動作を身につける際には，時間がかかっても焦らないことです。外から見て，うまく動作できていないと思っても，体の中では少しずつ新しいパターンが作られています（注2）。ただ，それが外から観察できないため，多くの場合（本人にさえ）気づかれないのです。そして，あるとき急に変化が起きて，「突然できるようになった」と思うわけです。皆さんは，自転車に乗れるようになった瞬間を覚えていますか？　日常の中で，他にも同じような例がたくさんあると思います（注3）。

　これが，動作や運動を覚えるのに，手本を見るだけではうまくいかない理由です。実際に体を動かしてやってみることが必要です。キーボードを打つのも，自転車に乗るのも，見ているだけではできるようになりません。

（注2）このことを「形成運動」と言います。
（注3）それにまた，新しい運動や動作を身につけるのに時間がかかったとしても，ふだんとは違った体の使い方をくり返し練習すること自体に，他の大きな意味があります。そうすることで心の状態が変化して，ときには心理的な枠組みが広がったりするのです。たとえば，抑うつ的になっていたりするとき，ふだんとは違ったやり方で体を動かしてみると，気分が上向いてものごとを肯定的に考えることができたりします。身体運動の特殊な利用法と言えるでしょう。

腹直筋──大腰筋バランス

　最近，スポーツクラブで人気なのは，15分くらいで「気になる部分」をワークアウトできるショートプログラムだといいます。中でもとくに参加者が多いのは，お腹をひきしめるエクササイズだそうです。

　横から見たときに平らなお腹は男女ともにあこがれですが，ひきしまったお腹を手に入れるためには，腹筋をきたえるだけでは，多くの場合うまくいきません。

（図122）

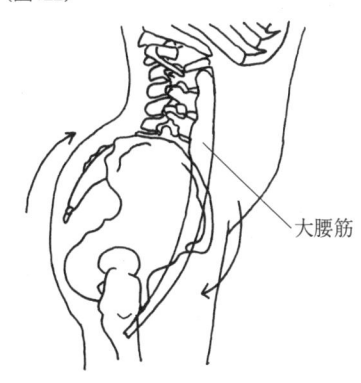

大腰筋

　たとえば，腹直筋が発達し，太っているわけでもないのに，下腹部の出ている人がよくいます。こういう人は，それ以上腹直筋をきたえる前に，骨盤をチェックしてみる必要があります。

　彼らを横から見たときの特徴は，骨盤が前に傾いている姿勢（図122）です。お腹が出てしまうのはこのせいで，骨盤におさまるはずの内臓が，前のほうへ「こぼれて」いるわけです。

　骨盤が前傾してしまう原因の多くは，大腰筋の短縮です（図122）。この筋肉が短縮すると，腰椎と大腿を近づけます。結果として，おしりが後ろへ，お腹が前へと出てしまうわけです。骨盤を水平にするためには，腹筋と大腰筋のバランスが必要なのです。それができれば，太りすぎでないかぎり，平らなお腹が手に入るでしょう。

〈テクニック52／ペア・リリース「表面と奥にある筋膜をリリース」〉

　受け手は，うつ伏せになって左の下腿を立てます。与え手は，左手で受け手の腰を押さえ，右手で左膝をもち上げていきます（図123）。こうすることで，お腹の表面にある筋肉とともに，奥のほうにある大腰筋（図124）の筋膜も伸ばされていきます。

(図123)

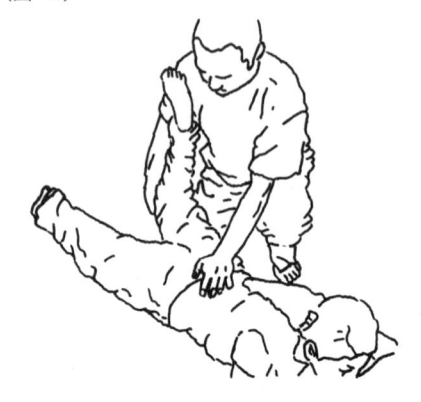

(図124)

大腰筋

与え手は，受け手の右膝を自分の太ももの上にのせて，それを左手で支えるようにして行なってもよいでしょう（この場合，手の置き方は左右が逆になります）(図125)。手だけでもち上げるより，かなり楽にできます。

左右を交換して行なってください。

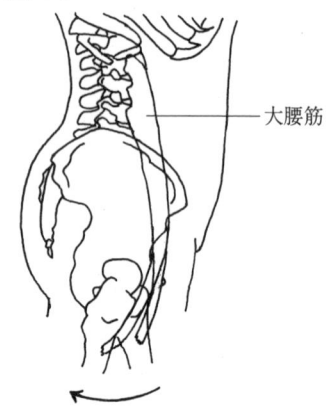

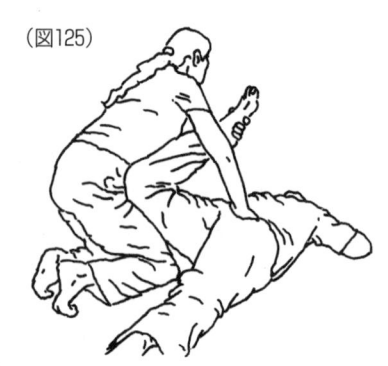

(図125)

〈テクニック53／ペア・リリース「表面と奥にある筋膜をリリース」〉

受け手は横向きに寝て，上になったほうの脚をまっすぐに伸ばします。与え手は，その脚を後ろのほうへゆっくりと引いていきます（図126）。お腹の表面と奥にある筋膜が伸ばされていきます。

(図126)

テクニック52，53ともに，お腹の表面と奥にある筋膜（つまり，外在筋と内在筋

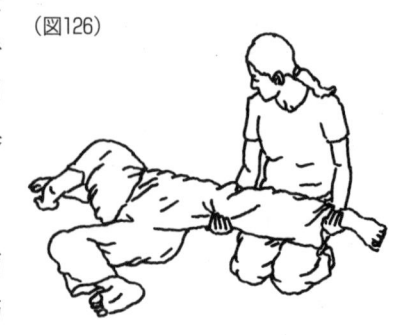

の筋膜）を同時にストレッチすることができます。そうしたイメージをもって行なうことで，より高いストレッチ効果を得ることができるでしょう。

発声の問題

　横隔膜がゆるんでも（注4），腹筋が短縮していては，深く，持続的な発声をすることはできません。腹筋が胸郭を骨盤の方向へ引っぱって，呼吸の動きを妨げてしまうからです。当然，横隔膜も十分には働けません。

　声楽家のNさんは，SIの個人セッションを受けに来ていました。しばらく前から体の緊張が強くなり，それとともに自分の発声に自信がもてなくなってしまったということでした。全身の緊張をゆるめ，胸郭の動きを引き出し，横隔膜を施術しても，Nさんの望むような発声はもどってきませんでしたが，最後に腹筋群に働きかけることで，Nさんは「声」をとりもどしました。

（注4）横隔膜のリリース・テクニックは，テクニック13および14を参照してください。

ガッツ，生きる力

　この10章(3)で紹介したテクニックの範囲は，SIではほぼ第5セッションに当たります。ここで，第5セッションの後に精神状態や体調が大きく変化しはじめたというYさんのケースをお話ししましょう。

　Yさんは，2人のお子さんを持つ母親ですが，精神的な疲労感から体がだるく，1日外出するとその後3日間は横になって過ごすという状態でした。医者から処方された抗うつ剤を服用しながら，どうにか家事をこなしていました。定期的に心理カウンセリングを受けるかたわら，体の調子がよくなれば元気も出るだろうと考えて，SIのセッションも受けることに決めました。

　Yさんの体調が目に見えてよくなりはじめたのは，第5セッションで腹部のリリースをしてからです。Yさんのおへそのまわりは，他の部分とくらべると体温がかなり低く，そのあたりの筋膜は硬く縮んでいて，明らかに内臓

を圧迫していました。腹部の奥のほうでは大腰筋も硬直しているようでした。
　ていねいにリリースを続けていくうちに，その部分の体温は上がり，組織の硬さもほぐれていきました。セッションが終わって立ち上がったときには，セッション前よりすっきり腹部を伸ばして立てるようになっていました。Yさんはそのときはっきり気づいたそうですが，それまでは腹部に圧迫感があって，まっすぐに立つことができなかったのです。
　第5セッションのすぐ後にお子さんの授業参観があったのですが，そのときには，まったく疲れずに1時間立ち続けていられたそうです。その後，体調はみるみる回復し，気持も上向いて積極的に外出できるようになっていきました。また，それ以外にも生理前の頭痛もなく，生理痛も緩和されたそうです。後になって，Yさんから「私の不調の原因は，体の不調が先にあったようです」というメールが届きました。元気になったYさんは，プラクティショナーを歌舞伎に誘ってくれました。

(4) 後面のライン（脚）

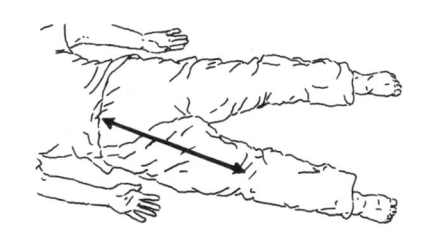

おしりのふくらみ

　私たちの祖先が四足から二足になったことで，臀部の構造は大きく変わりました。骨盤は起き上がり，円筒形から円錐に近い形へと変化しました。下から内臓を支えるには都合のよい，受け皿のような形です。筋肉のつき方もだいぶ変わって，とくに大臀筋（図127）が発達しました。おしりのふくらみはこの筋肉によるものですが，犬や猫のような四足動物にはなく，ヒトだけに見られます。

　ヒトの大臀筋には，脚を後ろへ反らせる働きがあります（注1）。これを「股関節の伸展」といいます。自分のおしりに手を当てながらその動作をすると，筋肉が硬くふくらむのがわかるでしょう。

　この筋肉が働くとき，もし足が地面についているなら，どうでしょう？その場合には，脚ではなくて腰が後ろへ回転します。たとえば，上体が前かがみになっているなら，それを起こして，脚の上方へと引き上げます（注2）。また歩く際にも大切で，前方へ出した脚の上から上体が前に落ちないように支えています。

　高齢者になり寝たきり状態が長びいたりすると，大臀筋は萎縮し

（図127）

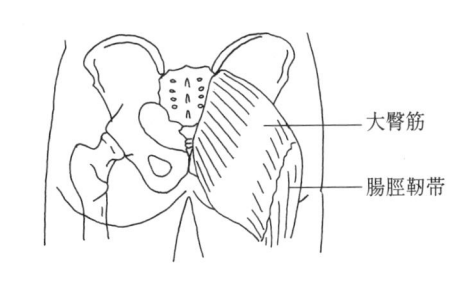

大臀筋
腸脛靭帯

てしまいます。そうなると，歩行はおろか立つこともむずかしくなります。二足直立歩行のために大臀筋が果たしている役割は大きいのです。この筋肉のおかげで，ヒトは体幹を脚の上方へ引き上げることが可能となったのです。

（注1）四足動物では，大臀筋の主な働きは股関節を開く（股関節の外転）ことです。
（注2）二足直立姿勢は，前かがみの体幹を引き起こす動作がくり返されて，可能になったのかもしれません。

〈テクニック54／臀筋のペア・リリース〉
　受け手はうつ伏せになります。与え手は，受け手の仙骨（図128）の位置を確かめて，その縁に前腕を押し当てます（垂直圧）。圧をかけたまま，仙骨の縁にそって頭の方向へ前腕をずらしていきます（平行圧）（図129）。

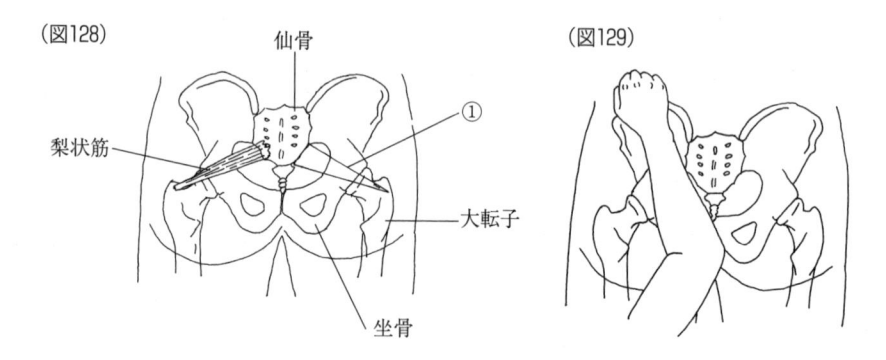

（図128）　仙骨　①
梨状筋
大転子
坐骨

（図129）

ハムストリングス

　前に大腿四頭筋の説明をしたとき，ボールを蹴る筋肉だと言いましたが，ハムストリングスは，蹴る前に脚を後ろへ引き上げる筋肉です。本来丈夫なのですが，サッカー選手はこの筋肉をよく痛めるようです。

〈テクニック55／ハムストリングスのセルフ・リリース〉

①床に腰を下ろして片膝を立てます。両手の指先で膝の後ろをさぐると、すぐに2本の腱が見つかります（図130）（注3）。その2本を少しもものほうへたどり、それらの間に指を入れます（図131①）。

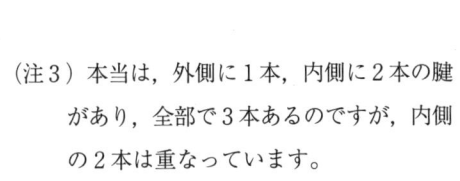

（図130）

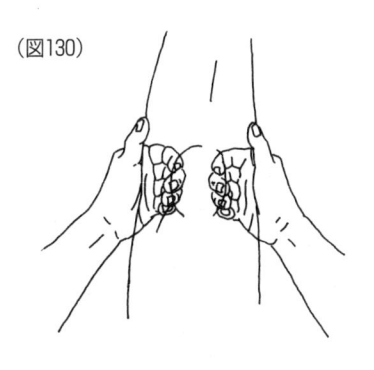

（注3）本当は、外側に1本、内側に2本の腱があり、全部で3本あるのですが、内側の2本は重なっています。

②指を入れたままで、膝をゆっくり伸ばしてください。何度か曲げ伸ばしをくり返します（図131②）。

③2本の腱の間をたどって、少しずつ両手の位置をおしりの方向へずらしていきながら（図132①）、最後に坐骨の手前あたり（図132②）まで行なってください。

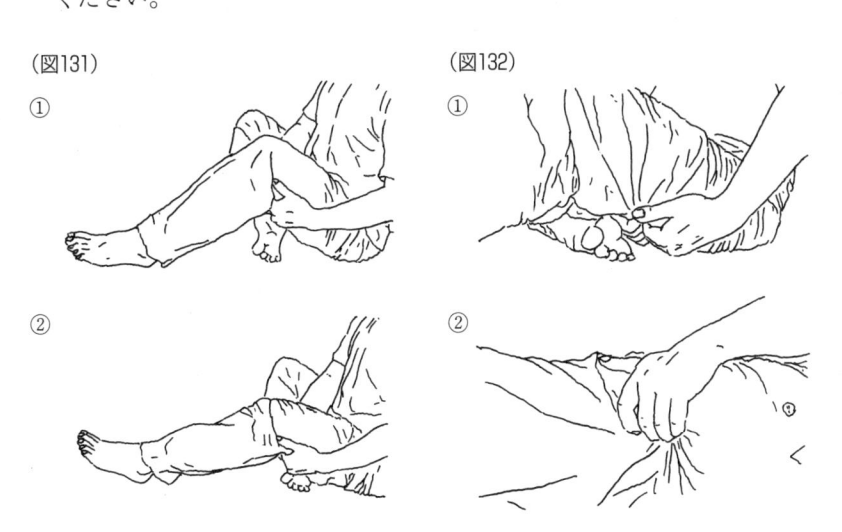

（図131）
①
②

（図132）
①
②

10　コアのために　153

〈テクニック56／ハムストリングスのペア・リリース〉
① 受け手はうつ伏せになります。与え手は，受け手の坐骨（図128）の位置を確かめ，前腕を押し当てます。ここがハムストリングスの付着部です。ゆっくり押し上げるように圧をかけてください（図133）。
② 与え手は体の向きを変え，受け手の足のほうを向きます。肘や拳，あるいは手のひらで太ももの後ろ側（ハムストリングス）に圧をかけ（垂直圧），膝のほうへ向けて少しずつずらしていきます（平行圧）（図134）。ただし，膝の裏には圧をかけないでください。

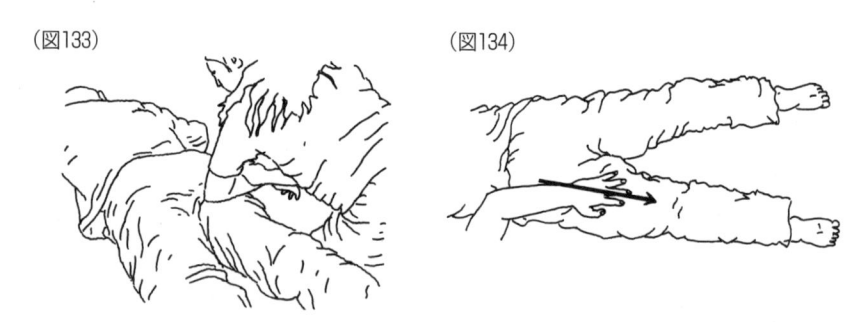

（図133）　　　　　　　　　　（図134）

〈テクニック57／セルフ・リリース「おしり歩き」〉
　大臀筋とハムストリングスは，坐骨（注4）のところで癒着しやすく，股関節の自由な動きを妨げます。ひとりで行なえる簡単なリリース法を紹介しましょう。
　最初に「体育座り」をしてください。そうすると，床に坐骨が当たるのがわかりますか？　坐骨の当たる感じが確認できたら，そのままの姿勢を保って，おしり（坐骨）と足とで床の上を前進してください。両手は体を安定させるために，床の上か膝の上に置くとよいでしょう。
　私たちのワークショップでは，このリリース法を「おしり歩き」と呼んでいます。この部分がリリースされると，股関節が自由になるだけでなく，おしりの形が整います。簡単な方法ですが，効果はあります。

（注４）椅子に座るとき，坐骨で座るようにすると，脚は自由に動けます。股関節は坐骨よりずいぶん高い位置にあるので，坐骨が固定されても股関節は自由なのです。

臀部のペア・リリース

臀部のペア・リリースを紹介します。安定して立ち，股関節の動きを自由に保つために，とても有効なリリース法です。手順にそって行なってみてください。

〈テクニック58／臀部のペア・リリース〉

①受け手はうつ伏せになります。与え手は，受け手の臀部に手を置いて坐骨（図128）をさがします。臀部と太もものさかいめあたりに手を当て，腰の方向へ押してやると，手のひらに骨の固さが感じられます（図135）。これが坐骨です。

（図135）

②坐骨の下部（座るときにちょうど椅子に当たる部分）に肘を当て，ゆっくりと垂直圧をかけ，いろいろな方向へ押すことで平行圧をつくります（図136）。

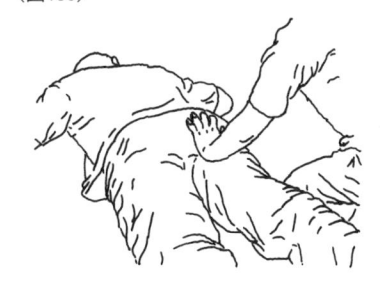

（図136）

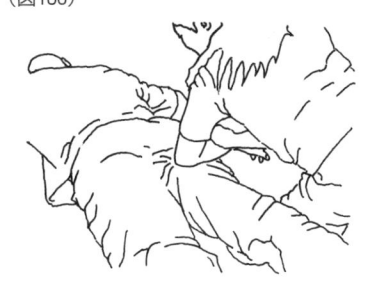

③次に仙骨をさがします。臀部のふくらみの間に手を当てると，固い部分が感じられます。これが仙骨（図128）です。

④仙骨の脇に肘を当て，ゆっくりと圧力をかけていきます（垂直圧）。ここは痛みを感じやすい部分なので，慎重に行ないます。筋膜をとらえたら，仙骨の縁にそって肘をすべらせていきます（平行圧）（図137）。

(図137)

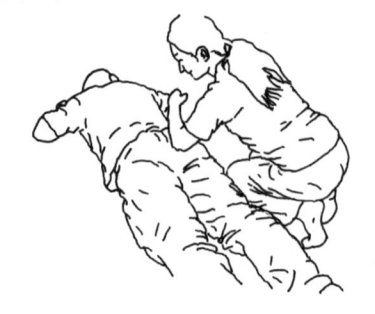

(図138)
① ②

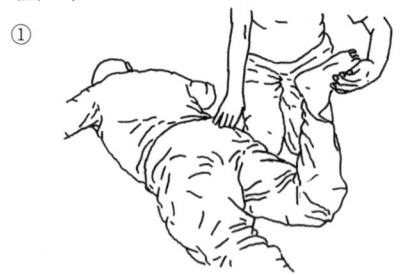

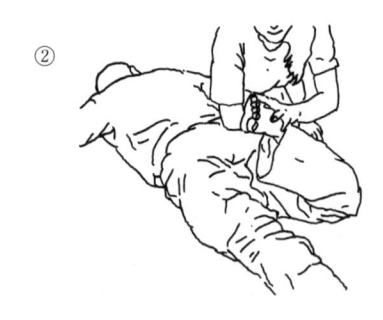

⑤仙骨の縁を底辺とし，大転子（図128）を頂点とする三角形（図128①）がイメージできますか？　この三角形は，正確である必要はありません。

　受け手は下腿を立てます。与え手は想像上の三角形（注5）の中に，指や拳，肘を押し当てたまま，受け手が立てた下腿をレバーのように内外へ動かします（図138①，②）。

（注5）この三角形は，受け手が下腿を立てたのと同じ側の臀部の上にイメージされています。

　この三角形の中ほどに梨状筋（図128）があります。坐骨神経痛と深い関わりのある筋肉です。この筋肉の中か下（人によって違います）を坐骨神経が通っているので，この筋肉が縮むと神経をはさむため，しびれや痛みが走りま

す。この筋肉がリリースされると，そうした症状が消える場合もかなりあります。

　また，この三角形の中は，表層から深層まで筋肉が重なっていますので，それらの重なった筋肉をいちどにリリースすることも可能です。

(5) 後面のライン（背中）

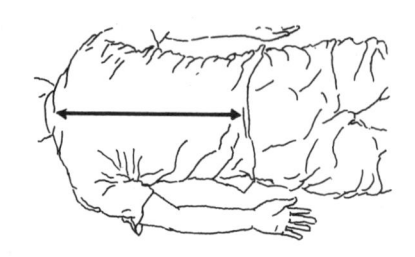

背骨について

　私たちの背骨は，24個の椎骨と仙骨，尾骨が上下に連結してできています。横から見ると，なだらかなS字形の曲線を描いていて，これを解剖学の言葉で「生理曲線」と言います（図139）。このように背骨がS字形に変化したのも，重力に適応するためです。

　曲線の方向を見ると，首と腰の部分は前方に，胸の部分は後方に湾曲しています。このことが，外からの衝撃を吸収するのに役立っているのです。この「生理曲線」が無理なく保たれていれば，重心線は，耳，肩先，股関節の上，膝の横，足首を通ります。

　首から胸，胸から腰といった，それぞれのカーブの変わりめ（注1）は，他の部分にくらべると体重を支える力が弱く，とくに第12胸椎のところでは，疲労や老化のためにカーブが強くなったりもします。

（図139）

　また，施術をしていて，ほとんど直線的な背中を見ることもあります。背骨のカーブの働きからすると，あまりまっすぐな背中は外からの衝撃を吸収できず，ケガをしやすいし，柔軟性を失いがちです。

（注1）SIでは，この「変わりめ」の部分を「ヒンジ hinge」と
　　　呼んでいます。日本語に訳すと「蝶番」です。ドアの蝶

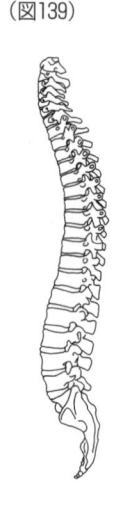

番のように，背骨がこの部分から折れ曲がるわけではもちろんありませんが，上から下へ，下から上へと，動きを伝える部分なのです。

背骨は固くない

　背骨には，体を支える「柱」というイメージがあるでしょう。「柱」というと，動きのない，どこか固い印象を受けてしまいます。

　本来の背骨は，けっして柱のように固いものではなく，私たちが生きているかぎり，休むことなく小さな動きや大きな動きをくり返しています。呼吸をするときには，呼気と吸気に合わせて前後にわずかに揺れますし，何かに手を伸ばそうとするときには，うまいぐあいに曲線を描いたりねじれたりして，私たちの手が届くように助けてくれます。

　そうした動きを見ていると，それ自体が生きていて，私たちの体の中に共棲している生き物のようにも見え，「柱」という固くて静的なイメージは浮かんできません。

〈テクニック59／背骨のペア・エクササイズ〉

　背骨の微妙な動きを可能にするのは，椎骨どうしを結ぶ小さな筋肉の働きです。次のエクササイズは，背骨の柔軟性と体の中心部の感覚とを高めるためのものですが（注2），主に刺激されるのは，深部にある，そうした小さな筋肉群です。

（図140）

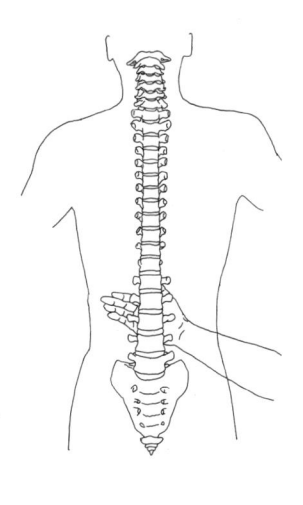

①受け手は，床の上に仰向けになって両膝を立てます。与え手は，受け手の背中と床との間に，手のひらを上にして片手をさし入れます。最初は腰骨の上端（腸骨稜）あたりから体の下へ手をさし入れて，手のひらの上に背骨（腰椎）がのるようにします（図140）。

10　コアのために　　159

②受け手は，与え手が当てた手のひらに意識を向けて，その上に背骨全体の重さを落としていきます。あまり力を入れず，背骨の動きを感じながら，ゆっくりと落としていきましょう。与え手は，受け手の背骨の重さが手のひらの上にかかってくるのを待ってください。しばらくしたら，受け手は全身をリラックスさせます。

③手のひらを当てる位置を，腰椎から背骨にそって少しずつ頭のほうへとずらしていきながら，頭の付け根まで同じことをくり返していきます。

④頭の付け根まで来たら，少しインターバルをとりましょう。受け手は背骨のまわりに注意を向けてください。ジーンとするような心地よい感じがあったり，ふわっとゆるむような感じがあったり，そのあたりがかなり敏感になっているでしょう。

⑤以上をくり返し2～3回行なってください。時間がなければ1回でもけっこうですし，手を当てる場所は3箇所くらいでも効果はあります。

（注2）体の中心部，つまりコアの感覚が高まると，体軸と重心線とが一致する感覚がわかるようになり，力学的にバランスのとれた姿勢や動作を実現しやすくなります。

脊柱の動きに対する棘突起による制限

背骨はけっして固いものではありませんが，どの部分でも同じように自由に動くわけではなく，いくらかの制限があります。たとえば，私たちが「のび」をして体を後ろへ反るとき，よく動く部分とそうでない部分とがあります。この場合の主な原因は，それぞれの椎骨の後ろに付いた棘突起という「でっぱり」の形や大きさによります。

全部で24個ある椎骨のうち，第1頸椎以外の23個には，必ずこの棘突起がついています。その棘突起の形や大きさが，頸椎，胸椎，腰椎では違っているのです。図141を見てください。

棘突起の部分を見ると，頸部では短く，下へ向かって突き出していて（た

だし，第1，2頸椎は他の椎骨とは違う形をしていますね），胸部では長く鋭く，さらに急な角度で下向きに突き出していますが，腰部では広く短く，ほとんど水平になっています。

（図141）

　ですから，体を後ろへ反らせるときには，主に頸部と腰部で行なわれ，胸部では棘突起に妨げられて（棘突起どうしが，たがいにぶつかり合ってしまいます）ほんの少ししか反ることができません。

　さて，体幹の骨格をもう少し見てみましょう。頭から骨盤にかけての部分を見ると，しっかりした骨組みで内部の器官をまもっている部位が3箇所あります。

　頭の骨組みである頭蓋には脳がおさまり，主だった感覚器官（目，耳，鼻，口）のための場所が確保されています。胸の骨組みである胸郭には心臓や肺といった大切な臓器がおさまっています。腰の骨組みである骨盤は腹部の内臓を下から支えています。これら内部に器官をおさめる骨組みは，あまり変化しないように，形がほぼ固定されています。

　体幹がすべて固定された骨組みだけでできていたら，体の曲げ伸ばしはまったく不可能になってしまいます。頭から骨盤の間で，よく動く部分が2箇所あります。それらは，頭と胸郭の間の首，胸郭と骨盤の間の腰（腰椎部）です。ですから，脊柱を上から下までみると，よく動く部分と動きが悪い部分が交互にならんでいます。頭の下からはじまる7個の頸椎は動きのよい部分，それに続く12個の胸椎は動きの悪い部分，次の5個の腰椎は動きのよい部分，そしてその下に骨盤があります。

〈テクニック60／背中のペア・リリース〉

　このリリース・テクニックでは背中全体に働きかけますが，まず肩甲骨か

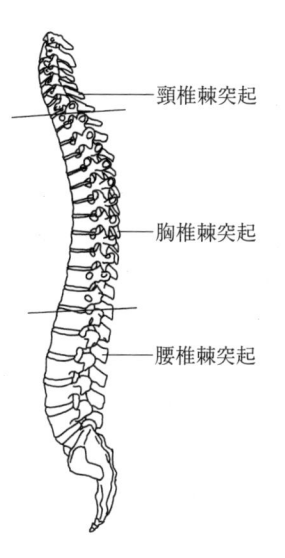

らはじめます。

　肩甲骨には多くの筋肉が付着しており，骨格的には，鎖骨によって胸郭につながっている（図142）だけで，肩甲骨が胸郭からすべり落ちないのは，ほとんどこれらの筋肉の力によります。ですから，肩甲骨の位置がずれているのは，これらの筋肉どうしのバランスがくずれているためと考えられます。

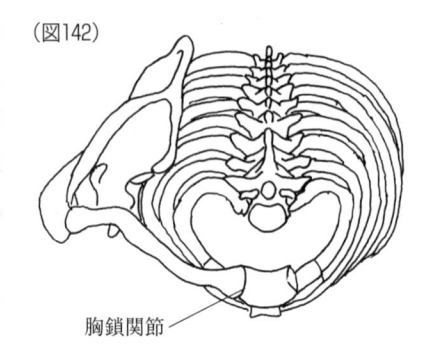

（図142）

胸鎖関節

　筋肉どうしは，動きの中でもバランスを保っており，筋肉の１つが働くとき，他の筋肉が肩甲骨を安定させるために働きます（スタビライザー）。でないと，肩甲骨はその動きに引っぱられてしまいます。

①受け手はうつ伏せ（注３）になります。与え手は，受け手の背中に手を置いて肩甲骨をさがします。骨の縁をたどってだいたいの大きさを確認してください（図143①，②，③）。
②肩甲骨の表面にある筋肉にゆっくりと圧力をかけて（垂直圧），肩先へとすべらせていきます（平行圧）（図144①，②）。
③肩甲骨のまわりに働きかけます。骨の縁にそって肘を押し当て（垂直圧），すべらせていきます（平行圧）。数センチだけすべらせ，肘を置きかえながら行ないます（図145①，②）。

　肩甲骨の縁の部分を指先でたどってみると，人によってはコリコリするような硬いしこり状のものがあったり，明らかに腫れてうっ血しているとわかるようなところがあったりします。このような組織の変形は，骨のきわの部分にできやすく，多くは痛みやこった感じをともないます。SIでも，こうしたところが施術の主な対象となります。

(図143)
①
②
③

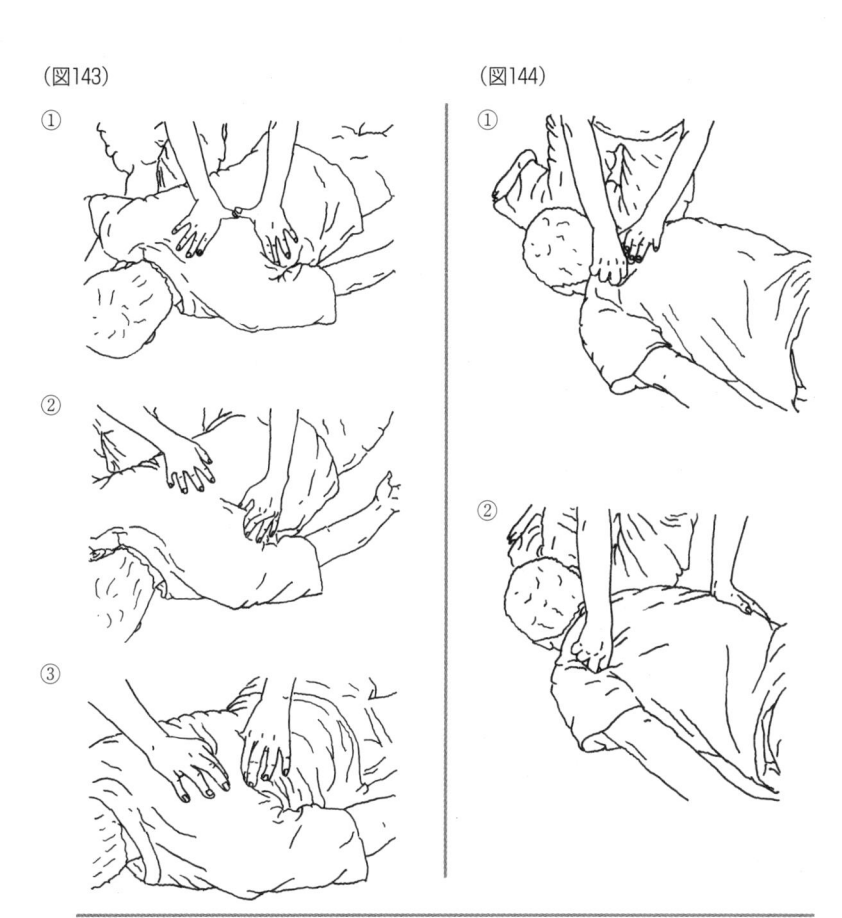

(図144)
①
②

(図145)
①
②

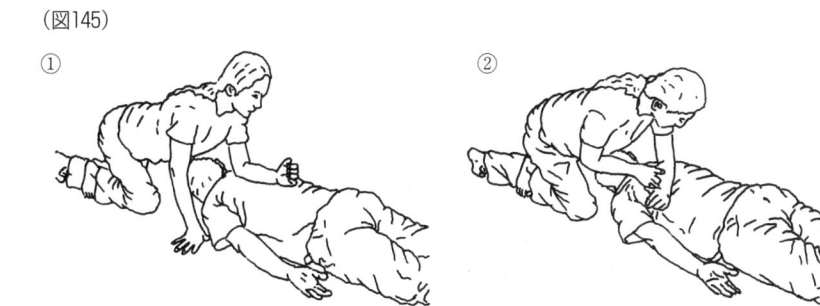

10 コアのために 163

④与え手は，受け手の背中に手を置いて背骨の位置を確認してください（図146）。

⑤背骨の脇にそって溝があるのを確認してください。この溝に肘を押し当て（垂直圧），すべらせていきます（平行圧）。腰から肩甲骨の高さくらいまで行ないます（図147①）。

⑥溝の外側には脊柱起立筋のふくらみがあります。やはり腰から肩甲骨の高さくらいまでつづいています。このふくらみに対しても，同じように働きかけていきます（図147②）。

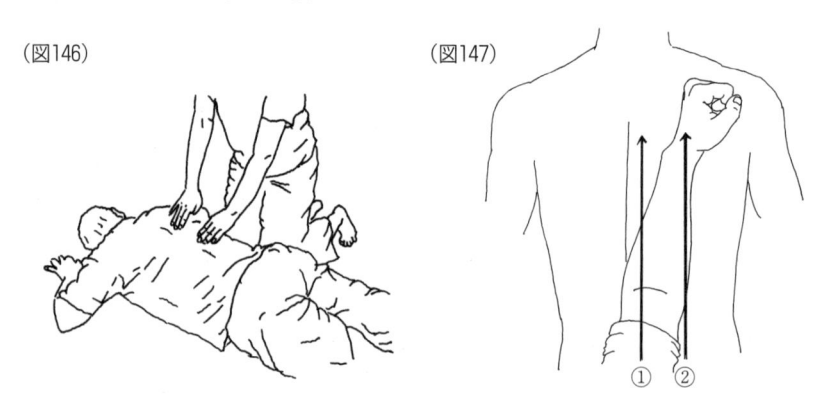

（図146）　　　　　　　　（図147）

　脊柱起立筋はいくつもの層から成り立っています。たくさんの筋肉が集まってできた筋肉群とも言えるでしょう。深部には小さく弾力のある筋肉があり，表層になるほど筋肉のサイズも力も大きくなります。

　脊柱起立筋は肋骨にも付着しています。この筋肉が硬い人は，肋骨の動きがおさえられ，呼吸運動も妨げられます。

　脊柱起立筋の上や下にも多くの大切な筋肉があります。脊柱起立筋のふくらみに働きかけることによって，それらの筋肉にも影響がおよびます。

　僧帽筋と菱形筋（図148）はたがいに癒着しやすい筋肉です。これらの筋肉が癒着すると，肩甲骨の動きや姿勢のコントロールを妨げます。ですから，これらの癒着が解消されたときには，リーチの幅が伸びたり，全身のバラン

(図148) 菱形筋 僧帽筋

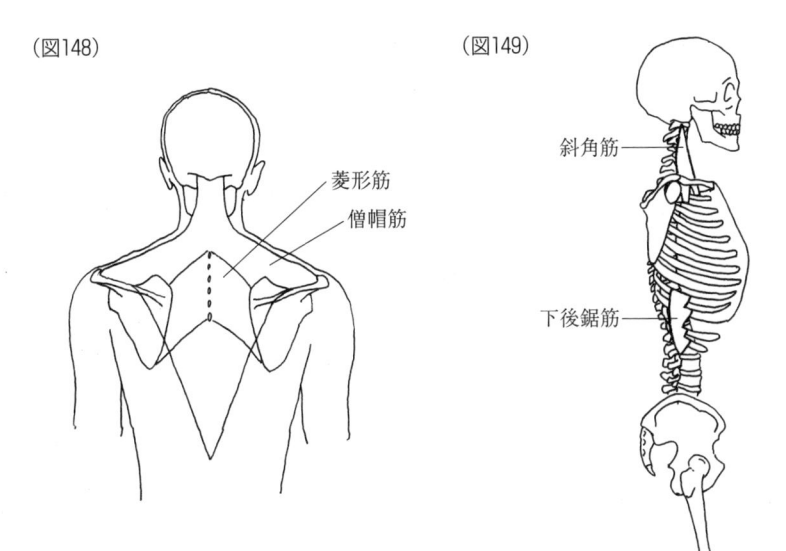

(図149) 斜角筋 下後鋸筋

スがとりやすくなったりします。

　下後鋸筋（図149）が縮んでしまうと，胸郭の下のほうの部分が背骨に引きつけられて，肋骨の動きがにぶくなります。そうなると，呼吸運動が低下して，それを補うために斜角筋（図149）が過剰に働くので，首が固く短くなってしまいます。下後鋸筋がリリースされることで，呼吸が楽になり，首がゆるむこともあるでしょう。

⑦腰骨の場所を確認し，骨の縁のすぐ上に肘を押し当て（垂直圧），外側へ向けてすべらせていきます（平行圧）（図150①，②）。

⑧受け手は横向きに寝てください。与え手は，受け手の肩甲骨と胸郭の間に指をさし入れて，ゆっくりとすべらせていきます。その際，受け手の腕を少しもち上げてやると，肩甲骨と胸郭の間にすきまができて，指が動かしやすくなります。もし指が入らなければ，無理に入れようとはしないでください（図151①，②）。

10　コアのために　165

（注3）高齢者の方で，腹臥位に不快感をおぼえる場合には，頭部と両股関節を適切に屈曲し側臥位になってください。

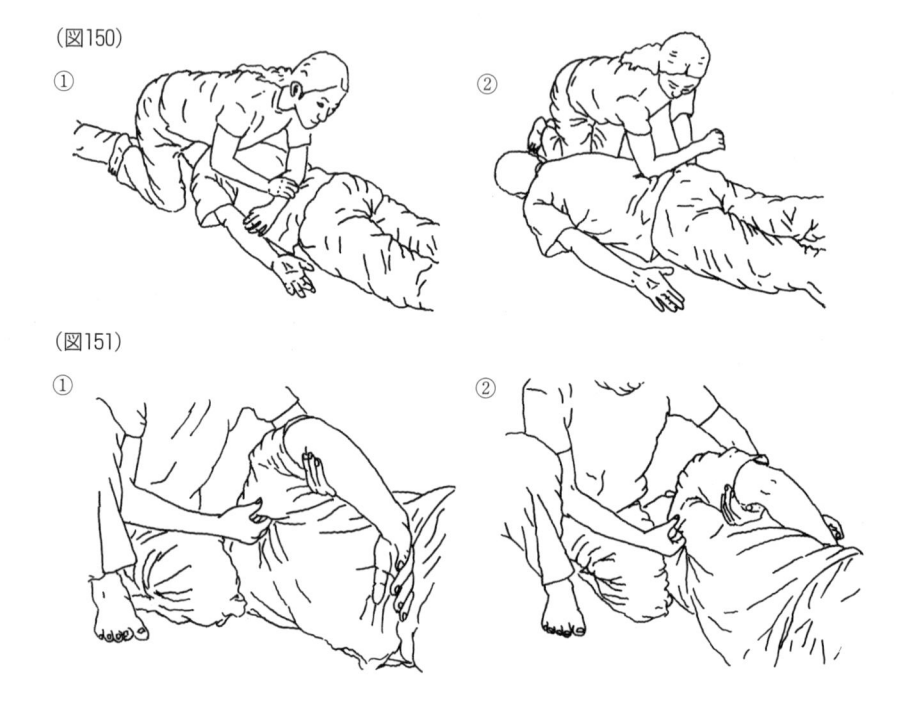

（図150）
① ②

（図151）
① ②

〈テクニック61／エクササイズ「ニー・オーバー」〉
①仰向けになってください。体からできるだけ力を抜きましょう。首や肩に力が入っていませんか？　背中はどうですか？
②両膝を立ててください。膝の角度は90度くらいがよいでしょう。両足は肩幅より少しせまく開きます（図152①）。
③膝の角度を変えないままで，片方の脚をゆっくりともち上げていきます。その際，背中が床に沈んでいくイメージをもってください。ただし，無理に床に押しつけないようにしましょう。太腿が床と垂直になったら（だいたいけっこうです），その姿勢を15秒くらい維持してください。背中が沈

むイメージはもちつづけます（図152②）。

④さらに脚を動かしていきます。膝は顔のほうへ下りていきます。背中が床に沈むイメージは同じようにもちつづけてください。太腿が心地よく曲げられるくらいの角度で動きを止めて，その姿勢を15秒ほど維持します（図152③）。

⑤足を床のほうへゆっくり下ろしていきます。感覚だけをたよりに，反対の足と位置がそろうように下ろしてみてください。

⑥エクササイズを行なった脚と同じ側の背中は，反対側とくらべてどうなっていますか？ 床とのすきまは左右で違いますか？

（図152）
①
②
③

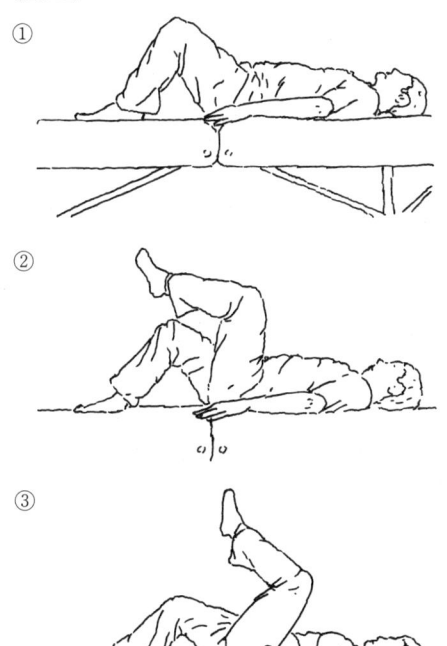

　上半身を起こして，両足の位置を確認してください。左右の足の位置がずれていませんか？

　必ず反対の脚にも行なってください。

空間の支配

　自由で安定した足腰があり，その上にしなやかな上体がのっていると，動作の届く範囲が広がります。そうすると，外見的に，その人がいっぱいに腕や脚を伸ばしていない状態であっても，あるいは，単に立っているだけでも，その人の動作の届く範囲が印象づけられます。その人が支配できる空間の広さが，「オーラ」として感じられるのです。これはたとえば，ダンサーやパフ

ォーマーにとっては，ダンスや演技の「大きさ」として観客に印象を与えます。

動作の進化／魚からヒトへ

　背骨の動きは，すべての動作の背景になっています。私たちはこの動きを，最古の脊椎動物である古代魚から受けつぎました。

　魚たちの動きは，はっきりした動作というより，水の中でバランスを保つために，ほんの少し動かしたり，ひねったりといった，背骨を軸としたなめらかな動きです。私たちの体にも，この，先祖である魚の動きが残っているのです。

　自分の動作を注意深く意識してみると，首や胴体の，背骨にそった動きは，腕や脚の動きとは大きく違っていることに気がつきます。

　スポーツ観戦をされる機会があったら，選手たちの動作をよく観察してみるのもよいでしょう。なめらかで，しなやかな動きによって，体のバランスを保っているのは，腕や脚ではなく首や胴体のほうです。

　首や胴体は，止まったり動いたりしながら，いつもうまいぐあいに体を支えます。それに対して腕や脚の運動は，力強く，急激に変化して，大きな動作を作り出します。

　ここで少し，運動の「発達史」をふり返ってみましょう。生物は，水から出て固い地面に上陸したとき，それまでの運動を大急ぎで修正する必要にせまられました。水中で行なっていたなめらかな動きは背景に押しやられ，地面に適した，固く，断続的な動作が主流になったのです。そして，ときを同じくして発生したのが「体肢（注４）」です。体肢は，地面の上を移動するのに適した新しい道具でした。それからずっと後になって，生物は，四足から二足で移動するようになり，前肢が腕となるのです。

　私たちの体には，魚から受けついだ部分と，上陸によって発達した部分とがあります。魚から受けついだ部分で微妙な姿勢の調整や動作のサポートをし，上陸によって発達した部分で大きな動作を行ないます。

（注4）はじめから，きちんと脚の形をしていたわけではありません。はじめは，ひれと変わりないものでした。

〈テクニック62／エクササイズ「魚からヒトへ」〉
　このエクササイズは，イメージだけで行なってもよいのですが，イメージしながら実際に体を動かしてみると，多くの発見があるでしょう。
　はじめは古代魚になって，あたかも水中を自由に泳ぎまわっていると想像してください。体の側面でうねる水は，空気とはまったく違った密度があって，左右へとゆれるあなたの背骨をやさしくサポートします。あなたは，体にまとわりつくような水を押しながら前へ，前へと泳ぎを進めていきます。
　やがて，海から陸へと生活の場が移っていきます。今あなたは，水中から陸上へと進出していく古代魚です。上陸した自分のお腹の下には固い地面があり，しなるような背骨の動きは妨げられてしまいます。水中にくらべて6倍の重力が体にかかっているのです。
　そのうちに，地上での生活に適応できるよう，あなたの体に変化が現れます。ひれが手足へと進化をとげ，かろうじてお腹が地面から離れます。尾びれは尻尾へと形を変えます。爬虫類への進化です。歩くためにはまず背骨をよじり，その動きにつられて足が前へ出ます。背骨を右のほうへ（凸に）よじると右の前足が出て，次に左の後ろ足がその動きに引かれて前へ出ます。背骨を反対に左へよじると左の前足が出て，次に右の後ろ足へと続きます。あなたは，めったに体を動かさないか，ゆっくりとした動作によって（エサをとるときだけは，瞬発力が働きますが）地面の上を移動します。
　陸上で四足生活をしているうちに，手足の筋肉が発達していきます。地面すれすれだったお腹の位置も，手足が伸びたことで，地面から高くもち上げて支えることができるようになりました。あなたは四足獣です。これまでのあなたは，体をくねらせた勢いを利用して手足を動かしていましたが，今では足に体重をのせ，足の力をたよりに移動できます。これまでのゆっくりとした動きも，足が自由に動くことで素早く軽快なものへと変わっています。

四肢の発達が進む中で，前肢に多くかかっていた体重が後肢のほうへと移りはじめます。前肢は，体重を支える役割からたびたび解放されるようになります。あなたはやがて四肢を使って木に登ったり，枝からぶら下がったりするようになります。

　さて今，かなり前屈みではありますが，あなたは後肢だけで立っています。まだ地面に対して「垂直」であるとはけっして言えませんが，後肢だけで十分に全身を支えています。

　いかがでしたか？　何か発見はあったでしょうか？　SIの考えでは，この文章にはまだ先があります。私たちはより垂直な状態へ向かって今でも進化しているのです。

11　自由な手，自由な頭部

(1) 頭から首，肩，肘までのライン

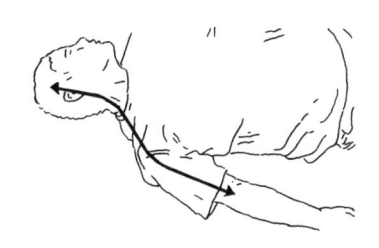

上腕のセルフ・リリースについて

　上腕のセルフ・リリースに関しては，手指を使って行なうのなら，他のどの部位に対してよりも行ないやすいと思います。垂直圧と平行圧を意識して行なえば，自分の行ないやすいやり方で試してみてよいでしょう。
　上腕のリリース・テクニックに関しては，ペア・リリースを紹介していきます。

〈テクニック63／上腕のペア・リリース〉

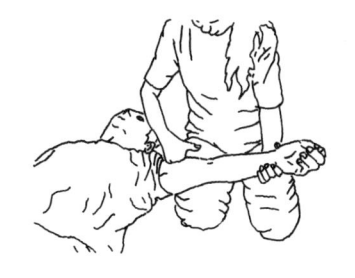

①受け手は仰向けになってください。受け手の上腕は，手のひらを上に向けて与え手の膝の上にのせます。与え手は，受け手の腕の付け根に拳を押し当て(垂直圧)，肘の方向へとすべらせていきます(平行圧) (図153)。

②与え手は，膝の上にのせた受け手の上腕を伸ばしていきます。一方の手で受け手の肩

(図153)

口を押え，交差させたもう一方の手で肘のあたりをもち，手の方向へとゆっくり押していきます（図154）。

〈テクニック64／上腕のペア・リリース〉

受け手は横向きに寝てください。与え手は，受け手の上腕に肘を押し当てます（垂直圧）。最初は肩の近くに当て，肘のほうへとすべらせていきます（平行圧）（図155①，②）。与え手は，肘を当てる角度をくふうすることで，受け手の腕の前面（図155②），後面（図155①）と，働きかける場所を変えることができます。

〈テクニック65／腕のペア・リリース〉

受け手は仰向けになって，どちらかの腕を頭の上へと伸ばします。与え手はその腕を両手でつかみ，ゆっくりと引いていきます（図156）。

ヒトの肩関節の可動域の大きさ／二足歩行の影響

この世で（もちろん，動物界も含めて）もっとも自由な関節は私たちの肩にあります。それは，肩甲骨と上腕骨をつなぐ肩関節です。このことは，私たち人類が二足歩行をはじめたことに起因しています。

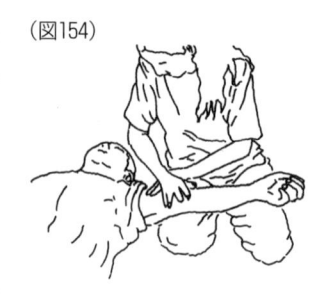

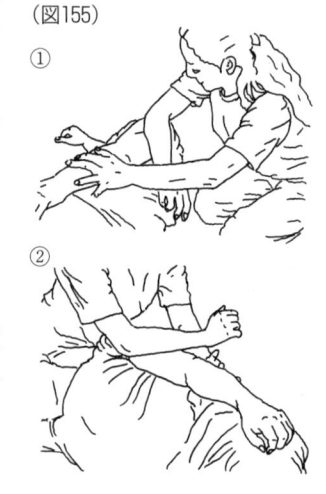

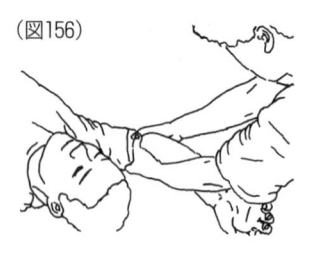

犬や猫などの四足動物では，体幹の半分以上の重みが肩甲骨をへて前肢へと伝わります（注1）。ですから彼らの肩には，体重を支えられるだけの，しっかりした強さはありますが，そのぶん自由さを欠くのです。

私たちの場合，腕は体を支えることをやめ，肩甲骨からぶら下がるばかりになりました。それによって，骨格としての強さはだいぶ減りましたが，肩の自由度は増したのです。おかげで，手はさまざまな作業をたくみにこなし，道具を使うようになりました。ところがその肩も，私たちの使い方の悪さによって，自由を失っている場合が多いのです。

（注1）ほとんどの四足動物では，後肢より前肢のほうに多くの体重がかかります。ただしサルは逆で，後肢にかかります。

〈テクニック66／首から肩にかけてのセルフ・リリース〉

　椅子に座って行ないます。肩や首が疲れたとき，オフィスでも簡単にできるでしょう。

①椅子に座って，リリースするほうの腕を垂らします。

②指先を伸ばして，腕全体を床のほうへ下げていきます。その際，背骨をまっすぐに保つように意識してください（図157①）。

③腕を伸ばしたままで，首をその腕と反対方向へかたむけていきます（図157②）。これで，片側の頭から指先までのラインが伸びた状態です。

④さらに，伸びた側の首の付け根に指先を当て，ゆっくり圧をかけます（図158）。

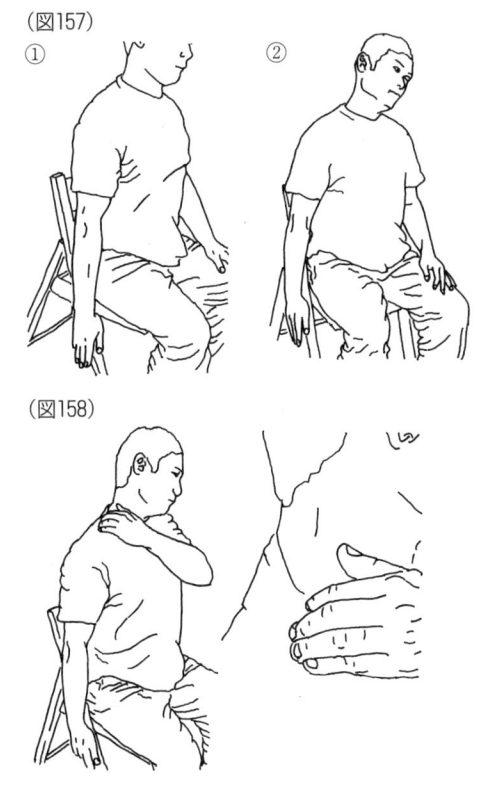

（図157）

（図158）

⑤指を離し，体をまっすぐにもどしましょう。体の両側に違いはありますか？　リリースした側の肩が軽くなっていたり，下がっていたり，あるいは，手が長くなっていたりしませんか？

〈テクニック67／首と肩の間のペア・リリース〉　　（図159）

　　受け手は横向きに寝てください。与え手は，受け手の，上になったほうの肩を両手でつかみ，足の方向へと引っぱります（図159）。その際，首と肩の間が伸ばされるイメージをもちましょう。与え手は，腕の使い方をくふうしてください。図のように，受け手の腕の下に自分の腕を通すと，肩関節を固定できて引っぱりやすくなるでしょう。

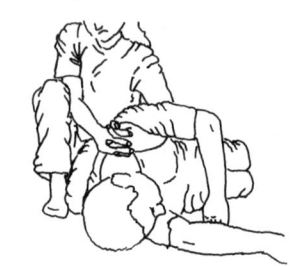

〈テクニック68／肩のペア・リリース〉　　（図160）

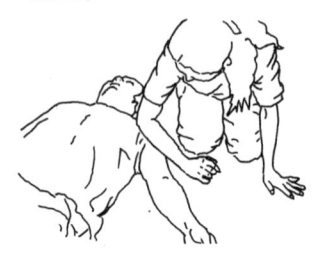

　　受け手は仰向けになってください。与え手は，受け手の肩に肘を押し当て（垂直圧），ほんの少し手の方向へとすべらせます（平行圧）（図160）。ゆっくりと圧をかけてください。また，圧が強すぎないように加減しましょう。ここは，意外と痛みを感じやすい部分です。

〈テクニック69／肩のペア・リリース（座位）〉　（図161）

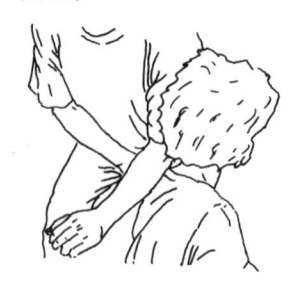

　　受け手は正座をするか，背もたれのない椅子に座ってください。また，椅子に座る場合には，坐骨が椅子の座面に当たるようにしましょう。
　　与え手は受け手の首の付け根に肘を押し当て（垂直圧），肩甲骨のほうへとわずかにすべらせます（平行圧）。肩甲骨の固さが肘に当たった

ら，動きを止めてください（図161）。

〈テクニック70／エクササイズ「アーム・サークル」〉
①横向きに寝てください。姿勢が不安定な場合には，クッションや枕を使いましょう。頭の下や胸の前に当てがうとよいでしょう。
　このエクササイズは，上になったほうの腕で行ないます。腕の状態を少しチェックしてみましょう。腕に緊張はありませんか？　手をにぎりしめたりしていませんか？　腕と体の間に，どれくらいのすきまがありますか？
②指や腕を足の方向へゆっくり伸ばしていきます。その際，指先が腕全体を引っぱっていくイメージをもちましょう（図162①）。
③腕を天井のほうへゆっくり上げていきます。肩（肩甲骨）の力でもち上げるようにイメージしましょう。腕が床や天井と垂直の位置に来たら，まっすぐに腕を伸ばしたまま，その重さを肩にあずけます（図162②）。
④指先で空中に（どちらか一方向に）円を描きます。はじめは小さな円を描き，少しずつ大きくしていきます。ただし，前後に体がゆれてしまうような円は大きすぎです。ある程度大きな円を描いたら，今度は少しずつ小さくしていきます（図162③）。
⑤円を描くのをやめ，腕を垂直に上げた状態で動きを止めます。腕全体の重さを肩で支えながら，ゆっくり腕をおろしていきます。
⑥腕の状態を再びチェックしてみましょう。腕の緊張はとけていますか？

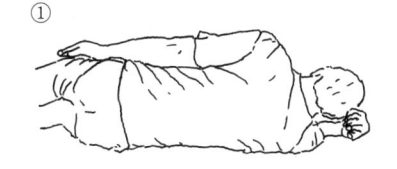

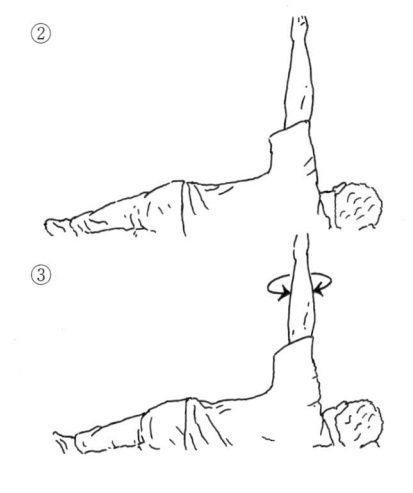

11　自由な手，自由な頭部

腕が重く感じられますか？　腕と体のすきまがせまくなったように感じますか？
　　立ち上がってみてもよいでしょう。エクササイズしたほうの腕は，反対の腕より重く感じられますか？　あるいは逆に，軽く感じられるでしょうか？　もしかすると，反対の腕より少し長くなっているかもしれません。

　このエクササイズによって，肩の内在筋がおだやかな刺激を受けて活性化されます。肩の内在筋には，肩関節を安定させるという重要な役割があり，それによって腕を動かすときのしっかりした支点が得られます。

〈テクニック71／エクササイズ「肩と腕を別々に機能させるために」〉
　　以下のエクササイズは腕の動きを使います。ゆっくりと時間をかけて片腕ずつ行ないましょう。どちらの腕からはじめてもかまいません。
①両足を肩幅より少しせまく開いて，ゆったりと立ちましょう。その状態でしばらく呼吸を意識してみます。無理にゆっくりした呼吸をしようとなさらないでください。ありのままの呼吸でけっこうです。
　　次に，腕に注意を向けてみましょう。ゆったりと立ったとき，あなたの腕はどのような状態ですか？　拳をにぎったり，前腕に力が入ったりしていませんか？　また，肩をいからせていませんか？
　　腕は体にそって落ちていますか？　それとも，手のひらがももの前面に触れていますか？　あるいは，腕全体がももの後ろのほうにありますか？
②それでは，腕の重さを感じてください。腕の重さによって，腕が床のほうへ伸びていくイメージをもちましょう。そのとき，無理に腕を伸ばそうとしないでください。イメージをもつだけでよいのです。5つ呼吸を数える間，腕の重さを重力にあずけてみましょう。
③腕をゆっくりと，床と水平になるまで上げていきますが，そのとき，腕が付け根から動くようにします。静かに少しずつ腕を上げていってください。肩の力はすっかり抜きます。もし肩が上がってしまうならば，反対の手で

押さえてもよいでしょう。

　腕が上がるのと同時に，背中の筋肉が動くのを意識してみてください。腕が少しふるえるかもしれません。指先が向いている方向に腕が伸びるイメージをもつと，上げるのが楽になるでしょう。

④腕が床と平行になるくらいに上がったら，今度は指先が腕を引っぱるイメージを使いながら，腕全体を伸ばしてください。ほんの少し動かすだけでけっこうです。腕に強い緊張がある人は，このとき少し痛いような感覚があるかもしれません。

⑤ステップ②〜④を，片腕につき3回くり返してください。

　3回終わったら，両腕の感覚をくらべてみましょう。エクササイズをしたほうの腕は，反対の腕とくらべて，どんなふうに感じますか？　また，鏡を見て両肩の高さをくらべてみましょう。高さに差はありますか？

　以上のエクササイズを反対の腕についても行なってください。

エクササイズの副産物

　Tさんには個人セッションの中で，この本で紹介しているいくつかのエクササイズをしてもらいました。ホームワークにしたわけではありませんが，自宅でも毎日行なっていたそうです。

　あるとき，Tさんが報告してくれました。エクササイズを行なう以前にはケガが絶えなかったそうですが，最近ではそれがなくなったというのです。よく聞いてみるとTさんのケガというのは，たいがいは不注意からくるケガで，足の指をテーブルの脚に思いきりぶつけて打撲したり，ふり向きざまにつまづいて膝をすりむいたり，といったものでした。

　何かの行動を起こすとき，私たちの気持ちはその目的に向かっています。動作そのものに注意を向けることはほとんどないでしょう。コーヒーカップへ向かって伸びていく手や，カップを口もとに引いてくる腕の動きに注意を向けることなどないでしょう。

　この本で紹介するエクササイズは，自分の動作に常に注意が向くようにで

きています。これらのエクササイズをくり返し行なうことで，Tさんは日常の中でも注意深さを身につけたのでしょう。私たちもふだんの生活の中で，ときどきふっと息をついて，ゆっくりした動作をしながら自分を見守ってみるのもよいでしょう。

〈テクニック72／ペア・エクササイズ「サーチライト search light」〉

　バレエを習っているクライアントから，ピルエット（注2）がうまくできないという相談を受けました。こういうときには実際に，できない動作をしてもらいます。その動作を観察したうえで，できない原因がどこにあるかを探っていきます。

　Uさんの場合，頭を回転するときに首が後ろへ倒れていました。首の後ろの筋肉を固め，首全体を縮めながら回転していたのです。そのことが原因で中心感覚がうまくとれず，回転すると重心が後ろのほうへずれてしまっていました。動きとともに首が後ろへ倒れてしまうのは，バレエのときだけでなく，Uさんの日常的なくせでもありました。

　Uさんには，サーチライトというテクニックを行ないました。これは本来，私たちプラクティショナーが，クライアントをリードしながら行なうテクニックですが，ここではペア・エクササイズとして皆さんにも紹介しましょう。Uさんのように動作を行なうときに首が後ろへ倒れてしまうという人はけっこう多いのです。サーチライトという名のとおり，海を照らす灯台を思い浮かべながら行なってみるとよいかもしれません。

（注2）つま先立ちで回転すること。

①受け手は椅子にかけるか立ち上がってください。与え手は受け手の後ろに立って，受け手が首を左右に回すのをよく観察します。どの位置で首の後ろが縮みますか？（縮まなければ，このエクササイズの必要はありません。）
②与え手は，受け手の頭の下（耳のすぐ下）に軽く両手をそえて，受け手が首

をゆっくりと回すように誘導します（図163）。（図163）
③受け手は首を回すときに、「後頭部を回す」という意識をもってください。それだけで、首が上に向かって伸びをつくります。
④与え手は受け手の首の動きを観察し、首の後ろが縮んできたら、まっすぐ回るように、そえた手で軌道修正します。首を縮めず回転できるようになるまで、くり返し練習してください。
⑤うまくできるようになったら、受け手は与え手の助けを借りずに動かしてみましょう。

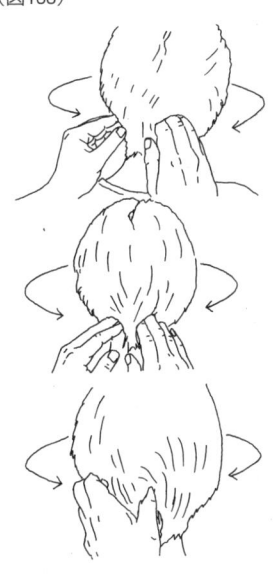

エクササイズを終えた後、首の後ろが伸びた感じがありますか？　歩いてみてください。背が高くなったような感じがしませんか？

大孔の位置

（図164）

人類学の研究では、発掘された猿人や原人の頭蓋骨の形から、彼らの直立歩行の完成度を予測するのだそうです。

とくに、頭蓋骨の下にある大孔（注3）（図164）が、どんな向きに開いているかで、かなり正確に立ち姿や歩く様子がわかるそうです。

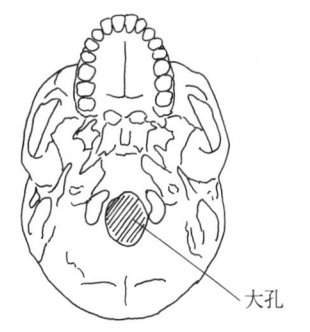

（注3）後頭骨に開いた穴で、そこを脊柱管が通ります。その脊柱管を、背骨が囲んで守っています。

大孔のところから出発して、背骨は曲線を描きながら骨盤にたどり着きま

すが，その曲線の形によって骨盤の傾きも予測でき，したがって，骨盤に対する脚のつき方もわかるのです。

　さて，私たちの大孔は，頭蓋骨のほぼ真下に開いています。ところが前後のバランスがくずれて，頭が前方に位置することになると，あたかも後ろ寄りに開いているように見えてしまいます。そして，このタイプの人は意外に多いのです（図165）。

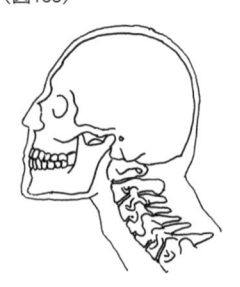

（図165）

どこからが首？

（図166）

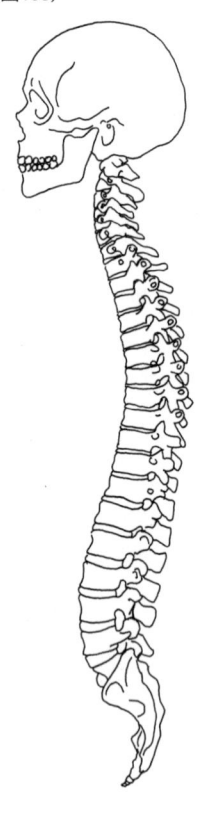

　第6セッションの後，セッションをはじめる前よりもかなり伸びて見える自分の首に気づいて，あるクライアントがポツリと言いました。
「いったい，私の首はどこからだろう？」
　以前には，頭に押し下げられて短く見えていた彼女の首が，両肩の間から引き出されたので，そう思ったのでしょう。
　首というと，皆さんは，頭と肩の間の部分と思うでしょう。けれども，図166を見てください。これは，頭蓋骨から，脊柱，仙骨，尾骨までを描いたものですが，こうして骨のレベルで見ると，いったいどこまでが首と言えるでしょう？
　施術では，頭と肩の間の部分にだけ働きかけても，いわゆる「首」はリリースされないことが多いのです。ですから，背中のリリースを十分に行なってから首に働きかけるほうが効果が高いでしょう。

〈テクニック73／ペア・エクササイズ「首のリラクゼーション」〉

　首のこりや痛みに効く，簡単なリラックス法を紹介しましょう。この方法はペアで行ないます。

　受け手は椅子に座るか，床に正座をしてください。与え手は，受け手の背後に立ちます。ただし，受け手が正座の場合には，立て膝になるのがよいでしょう。与え手は，受け手の頭を両手ではさむようにもちます。

　受け手は，首をあらゆる方向へかわるがわる，小さな力で動かそうとします。あるいは，屈曲（前へ曲げる），伸展（後ろへ反らす），回旋（左右へ回す），側屈（左右へ倒す）と，4方向くらいに決めて行なってもよいでしょう。与え手はその間，受け手の頭が動かないように固定しています。

　すべての方向に対して5～6回行なえば十分です。この方法を使えば，ケガをした（急性でない）部分でも，それほどの痛みをともなわずにリラックスできるでしょう。

（図167）

〈テクニック74／首のセルフ・リリース〉

　一方の手をあごのすぐ下に当て，反対の手を鎖骨の上に当ててください。首をゆっくり仰向けにしながら，両手を使って筋膜を伸ばしていきます。垂直圧と平行圧を意識して行ない，鎖骨やあごの骨を思いきり押さないようにしましょう。ここではあくまでも，筋膜を伸ばすのが目的です（図167）。

（図168）

〈テクニック75／首のセルフ・リリース〉

　鎖骨のすぐ下に両手の指先を押し当てます。あごを反らして首の前面の筋膜を伸ばしましょう（図168）。

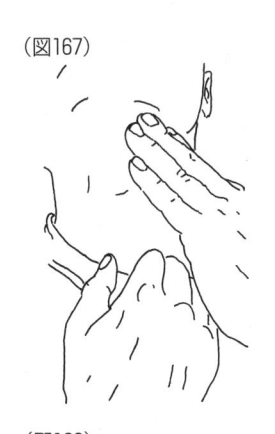

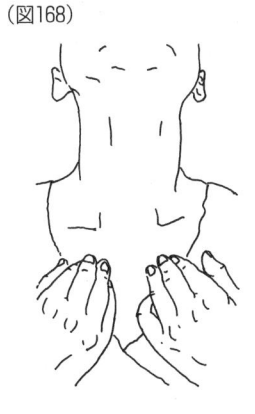

首のペア・リリースの準備として

　受け手は仰向けになってください。とくに，首や肩から力を抜くようにしましょう。与え手は，受け手の頭をゆっくり動かしてみます。左右に傾けたり，そっともち上げたりしてください。受け手の首から力が抜けきれていますか？　もし動かしにくいなら，まだ緊張が残っているかもしれません。その場合には，緊張がとけるまで，両手の上で受け手の頭を静かに動かしてください。

　緊張がとけたところで，次のリリース・テクニックを行なってみましょう。

あごを突き出した姿勢の原因

　胸鎖乳突筋（図169）が短くなると，あごを突き出した姿勢になり，背中も丸くなってしまいます。どんな洋服も似合わない体型ですね。また体型ばかりでなく，口の開閉の妨げにもなります。

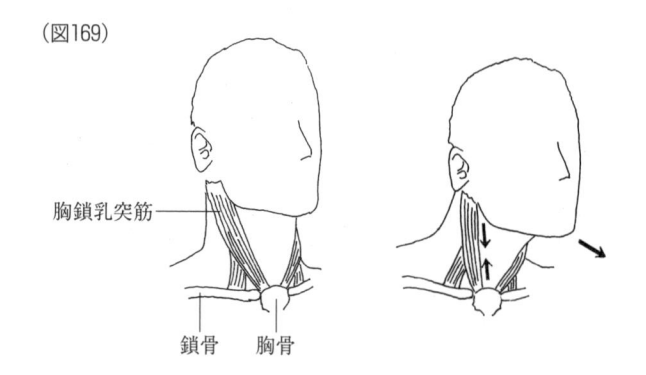

（図169）

胸鎖乳突筋 ——

鎖骨　胸骨

〈テクニック76／胸鎖乳突筋のセルフ・リリース〉

　このテクニックは座って行ないます。首を少しうつむき気味にして横を向くと，胸鎖乳突筋が浮かび上がります。この筋は胸骨と鎖骨からはじまって，耳の斜め後ろ下にある乳様突起に付着します。図170のように指先で大きめに（ただし，やさしく）つまみ（垂直圧），上下方向へ動かしてやります（平行

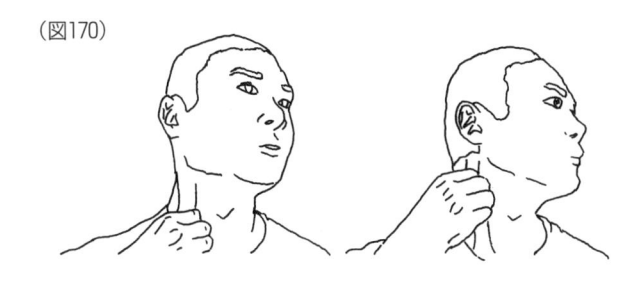

(図170)

圧)。またはつまんだ指は動かさずに，首をいろいろな方向へゆっくりと動かしてもよいでしょう。

〈テクニック77／胸鎖乳突筋のペア・リリース〉

受け手は仰向けになり，顔を横へ向けます。あるいは，与え手が受け手の頭を両手で支えながら静かに横を向かせます。胸鎖乳突筋の位置を確かめたら，次の①か②の方法でリリースします。

① 親指の背で乳様突起を押さえ，他の四指で胸骨へ向けて伸ばしていきます（図171）。せまい範囲にある筋肉なので，このように片手で行ないます。また，垂直圧，平行圧を意識して行ないましょう。

② セルフ・リリースで行なったように，指先で大きめにつまみ（垂直圧），上下方向へ動かしてやります（平行圧）（図172）。

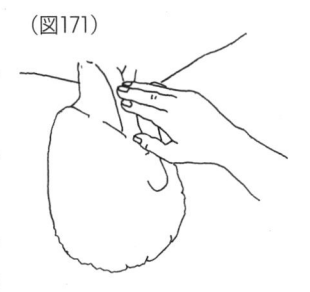

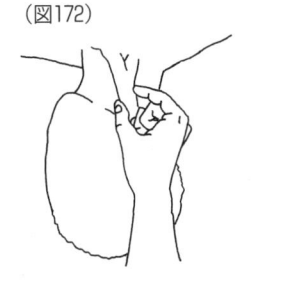

(図171)

(図172)

指先や腕の細かい動き／深層筋

ふだんの生活やオフィスワークでは，肩や腕を大きく動かすよりも，料理をしたりキーボードを打ったりして，指先や腕を細かく動かして使うことのほうが多いでしょう。指先や腕が細かく動くためには，肩や首の深部にある

11 自由な手，自由な頭部

筋肉（図173）が働いて，そうした細かい動きを支えなければなりません。

〈テクニック78／首の深層筋のペア・リリース〉
①受け手は仰向けになります。与え手は，受け手の頭を下から片手で支え，反対の手で首の骨（頸椎の棘突起）をさがします（図174）。
②首の骨を確認できたら，そのすぐ脇に指先を固定します（図175）。頭を支えた手をゆっくり上下して，首にかかる圧力を調整してください（図176）。

（図173）

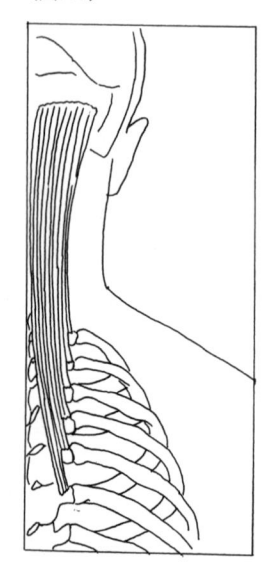

（図174）

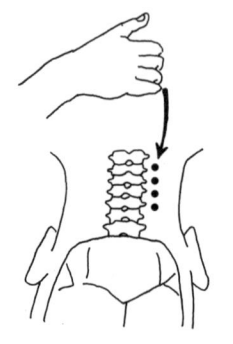

黒い丸印は四指の先が当たっている部分です

（図175）

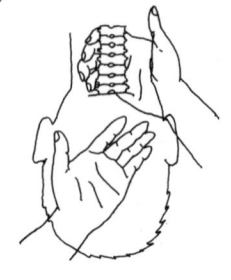

（図176）

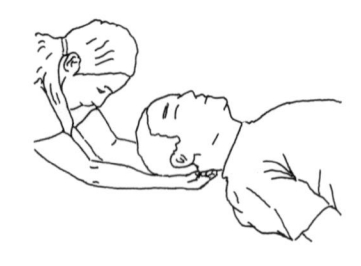

斜角筋の働き

　斜角筋は，図177のように前・中・後と，3つの部分からできています。前斜角筋は第3～6頸椎から第1肋骨に，中斜角筋は第2～7頸椎から第1肋骨に，後斜角筋は第5～7頸椎から第2頸椎に付着しています。これら3つの部分を合わせると，頸椎のほぼ全域をカバーしています。この筋肉の主な働きは，肋骨を引き上げて胸を広げ，息を吸うのを助けることです。また，肋骨を固定した場合には，首を胸のほうへと引きつけます。

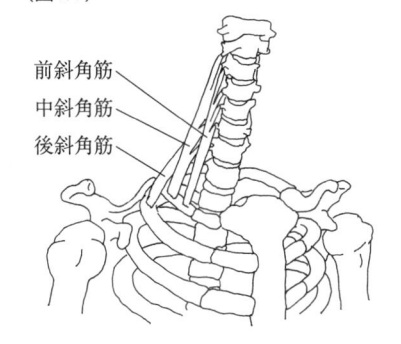

（図177）
前斜角筋
中斜角筋
後斜角筋

右側の鎖骨はとりのぞいてあります

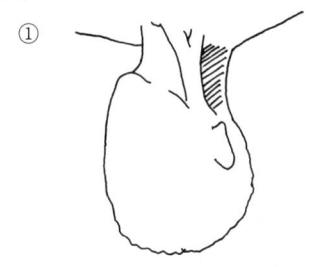

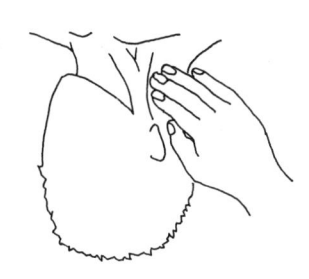

〈テクニック79／斜角筋のペア・リリース〉

　受け手は仰向けになって頭を横へ倒します。図178①の斜線を引いたところに斜角筋があります。わかりにくければ，受け手に頭を少し浮かせてもらってください。そうすると胸鎖乳突筋が表れますが，そのすぐ外側に斜角筋が位置します。与え手は四指をやさしく当て（垂直圧），肩のほうへ向けて少しずつすべらせていきます（平行圧）（図178②）。

（図178）
①　　②

〈テクニック80／ペア・リリース「ウェッジ」〉

　受け手は仰向けになります。与え手は，受け手の頭の付け根にあるくぼみ（図179①）に，下から指先を当てがいます。指先を当てた位置をずらさずに，指全体を立ててください。しばらくその状態を保ちましょう。受け手の首の力が抜けて，やわらかく下がってきたら，それがリリースのサインだと思ってください（図179②）。

(図179)

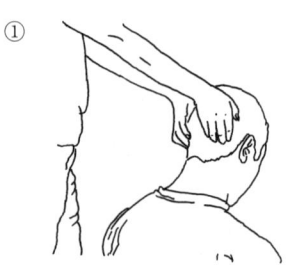

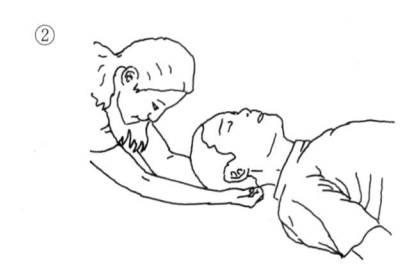

〈テクニック81／首のペア・リリース〉

　受け手は仰向けになってください。与え手は両手で，受け手の頭を下から支え，ゆっくりとけん引します。けん引するとき，腰のあたりから背骨全体を静かに引っぱるようなイメージで行ないます（図180）。

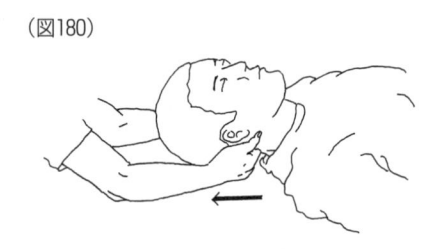

(図180)

〈テクニック82／頭部側面のペア・リリース〉
①受け手は仰向けになって，頭をどちらかへ倒してください。または，与え手が受け手の頭を両手で支え，ゆっくりと倒してやります。
②与え手は，一方の手を受け手のこめかみに，もう一方の手を耳のすぐ下に当てます。こめかみの手を固定し，耳の下に当てた手をあごのほうへ向け

て押してやります（図181）。

③与え手は，受け手の耳のすぐ上に，手首を合わせるようにして両手を置きます。圧を加え（垂直圧），ゆっくりと両手を開くようにして平行圧をつくります（図182）。

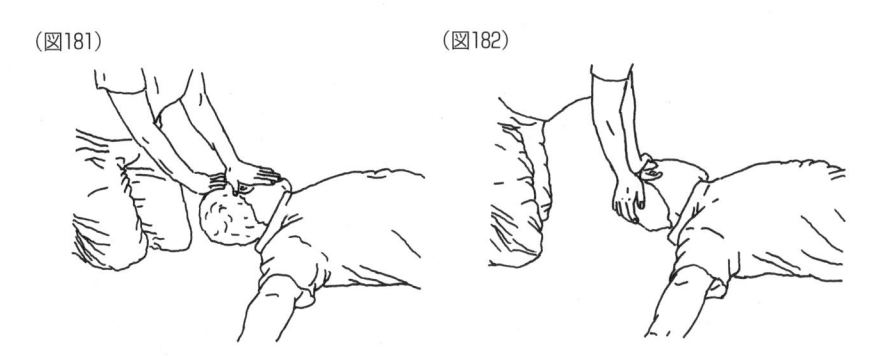

（図181）　　　　　　　　　　　（図182）

〈テクニック83／側頭部のペア・リリース〉

　受け手は横向きに寝ます。頭の位置を安定させるため，また首への負担を少なくするため，頭の下にクッションなどを置くとよいでしょう。与え手は，受け手の耳のすぐ上の部分に前腕を当て（垂直圧），いろいろな方向へと，わずかずつずらします（平行圧）。腕を当てる角度を変えることで，リリースされる部分が違ってきます。頭頂部へ向かって，圧をかける位置をずらしていきましょう（図183）。

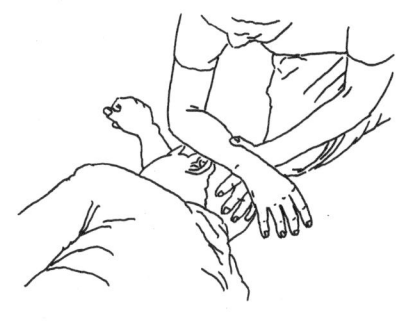

（図183）

(2) 肘から手へのライン

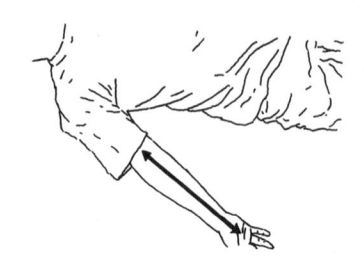

腕に対する働きかけ

　オープンパスのクライアントに，ある学生チームのコーチをしているクライマーがいます。彼から，ロルフィングのセッションでは腕に対する働きかけが他の手技テクニックと比較して少ないと指摘されました。重力の中で体を支えることに直接関わらないため，腕に対しては確かに他の部位に対してよりも働きかけが少ないでしょう。

　オープンパスでは，彼の紹介でクライマーとのセッションを多く重ねてきました。クライマーにとっては，腕がもっとも酷使される部位です。また，クライマーでなくても，私たちの生活で，腕は使用頻度がもっとも高い部位ではないでしょうか。以下に，腕に関するテクニックを紹介していきます。

〈テクニック84／前腕内側のセルフ・リリース〉　　（図184）

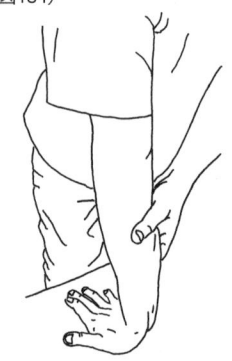

① テーブルか椅子に手をつきます。前腕の内側を前に向け，手のひらは開いてください（図184）。
② 前腕を後ろへゆっくり倒し，内側の筋膜を伸ばします。
③ さらに効率よく伸ばすために，反対の手の親指で筋膜をとらえ，垂直圧を加えてください。そのまま手首のほうへ向けて，ゆっくりとすべらせていきます（平行圧）。

〈テクニック85／前腕内側のペア・リリース〉

　受け手は仰向けになり，手のひらを上に向けます。ここでは前腕の内側（注1）の筋膜を，手首から肘にかけて伸ばしていきます。与え手は，指先，拳，肘を，受け手の腕の硬さや緊張度に応じて使い分けます（図185①，②，③，④）。

（注1）屈筋側ということ

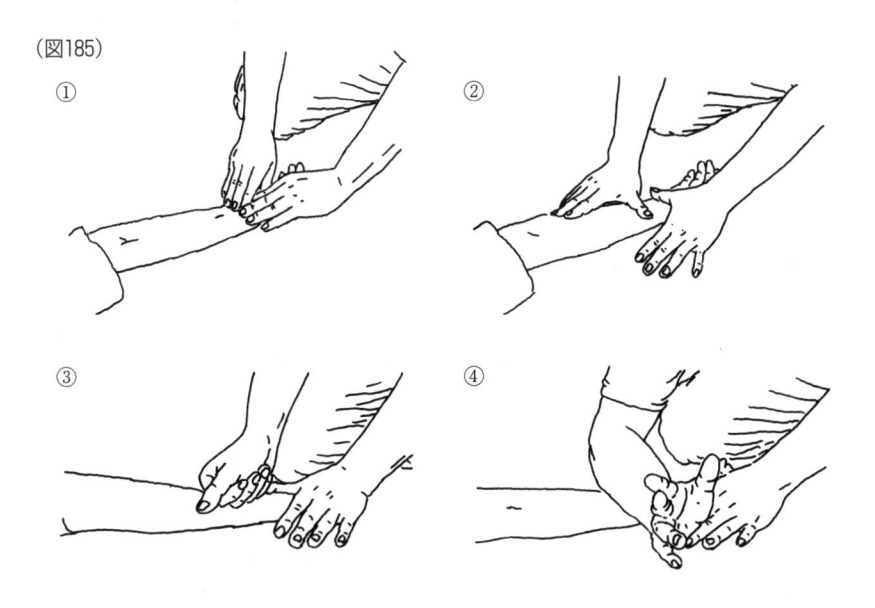

（図185）

① ② ③ ④

　内側のふくらんだ部分は，両手でつかんで左右へ分けるように伸ばすと効果的です。親指または母指球（注2）をこの部分の筋膜にしっかり当て（垂直圧），両側へすべらせていきます（平行圧）（図186①，②）。

（注2）親指の付け根のふくらみ

11　自由な手，自由な頭部

(図186)
① ②

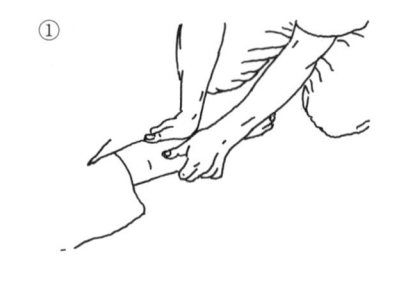

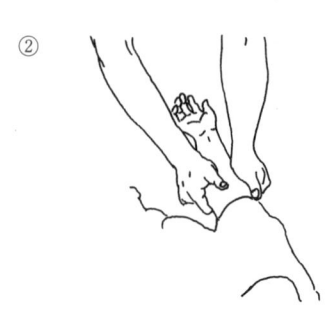

前腕の骨

　前腕には「尺骨」と「橈骨」という2本の骨があります（図187①）。ドアのノブをまわしたりドライバーでネジをしめたりするとき，これらの骨はどんなふうに動くでしょう？

　じつは，小指側にある尺骨が軸になり，そのまわりを橈骨が回転するのです。橈骨が尺骨をまたぐように動いて，最後に2つの骨は図187②のように交差します。ですから，物をにぎって動かすときには，できるだけ小指を固定させるようにして使うと，軸も安定して動きがスムーズになります。

(図187)
① ②

骨間膜のリリース

　手のひらが上を向いているときには，前腕の2本の骨は平行に並んでいます。ですから，骨間膜（図188）に働きかけるには好都合です。

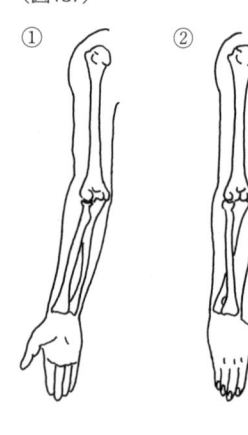

(図188)

〈テクニック86／腕の骨間膜のペア・リリース〉
①受け手は仰向けになります。腕を体の両脇に伸ばし，

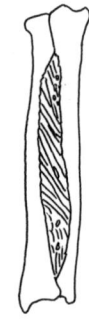

手のひらは上に向けてください。与え手は，受け手の前腕にある2本の骨（橈骨と尺骨）をさがします。それらは親指側と小指側にあって，平行に並んでいます（注3）。それらの骨の間に骨間膜が張られています。

（注3）手のひらを伏せる場合には，図187②のように2本の骨は交差します。

②与え手は，受け手の骨間膜を親指と四指とではさむように圧迫します。骨間膜は腕の深部にあって直接には触れられませんので，2本の骨の間を圧迫しながら，はさんでいるイメージをもつのでけっこうです。通常の垂直圧よりもやや強めに押さえてください。押さえる位置を手首から肘の近くまでずらしていきます（平行圧）（図189）。

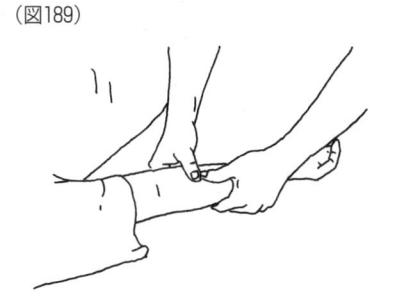

（図189）

〈テクニック87／屈筋支帯のペア・リリース〉
手首と手のひらのさかいには屈筋支帯（図190）があります。これはバンド状の組織で，前腕から指へと走る屈筋の腱を束ねています。この組織が硬く縮んでしまうと，その下を通る腱が押さえられ，指の動きが悪くなります。
　この場合，働きかける範囲がせまいので，肘や拳ではなく，指を使ったほうが効果的です（図185①，②）。

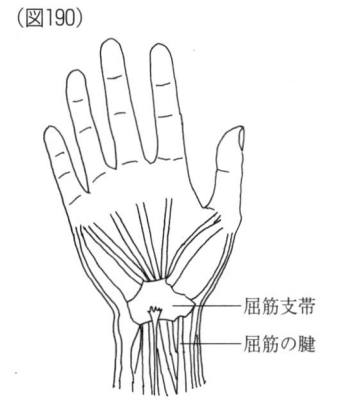

（図190）

屈筋支帯
屈筋の腱

〈テクニック88／手指のケア＆リリース〉
　ここまで，セルフ＆ペア・リリースを実際に試してきて，指先や腕などの，

慣れない使い方をしたことで、いつもと違う負担がかかり、手指や腕がちょっと疲れている方がいらっしゃるかもしれません。

まず、セルフ＆ペア・リリースにおける、手指の簡単なケアとセルフ・リリースの方法をお話ししましょう。

〈手指のケア〉

セルフ＆ペア・リリースでは、指先を酷使しないように気をつけます。力を入れて思いきり押したりすると、指の関節は強く圧迫されて、手腕全体に疲れを招きます。それほど押さなくても、効果は十分にあります。

私たちプラクティショナーは、いつも自分の手指の状態に気を配っています。施術のとき、指や手首の関節を無理なかたちで曲げたりしません。また、クライアントの体型や体の状態によっては、拳や肘を多く使って、手指への過度な負担をさけるようにしています。皆さんも、セルフ＆ペア・リリースをされるときには手指のケアを心がけてください。

〈手指のセルフ・リリース〉　　　（図191）

セルフ＆ペア・リリースの後、あるいは最中でも、手指や腕の状態が気になったり疲れたりしたら、指や手首の関節にかかるプレッシャーを「減圧」しましょう。親指と人差し指でそれぞれの指を軽くにぎり、指全体を静かに引っぱります。軽くこするだけでもよいでしょう（図191）。

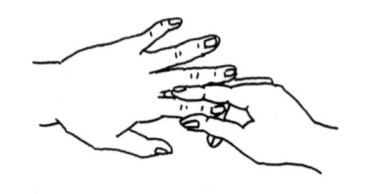

（図192）

手の骨格

手の骨格は27個の骨からなっていて、あたかも寄せ木細工のようです。手には驚くべき柔軟性があって、どんな形の取っ手にも、自動的にぴたりと合ってしまいます。

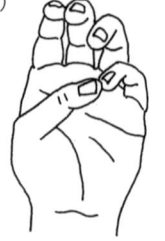

私たちの親指には、他の動物にはない、特別のしくみがあります。それは、他の4本の指と向かい合って動けるということです（図192）。この運動を「母指の対立」と言います。このおかげで私たちの手は、ものをうまくつかんだり、繊細な仕事をすることができるのです。もし親指がこの対立の運動をしなければ、ものをつかむ動作はとても不便なものになります。

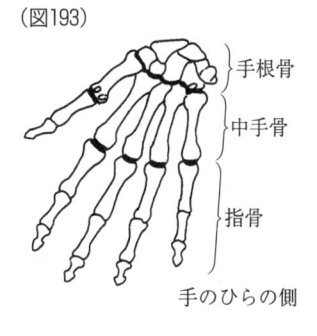

（図193）　手根骨／中手骨／指骨　手のひらの側

　手の骨には3つのグループがあります。それらは、手首近くにある「手根骨」、手の甲にある「中手骨」、指にある「指骨」のグループです（図193）。

〈テクニック89／手のひらのセルフ・リリース〉

　手のひらも筋膜が縮みやすい部分です。反対の手の親指で働きかけてください。垂直圧、平行圧を意識して使うほうがうまくリリースできます。平行圧は多方向へ行なってください（図194）。

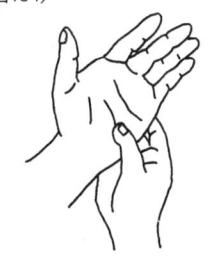

（図194）

〈テクニック90／手のひらのペア・リリース〉

　親指と小指の付け根を圧迫しながら（垂直圧）、手のひら全体をゆっくり外側へと広げていきます（平行圧）（図195①、②）。

（図195）
① ②

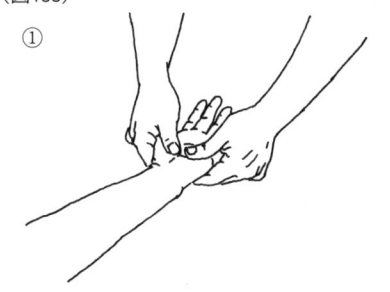

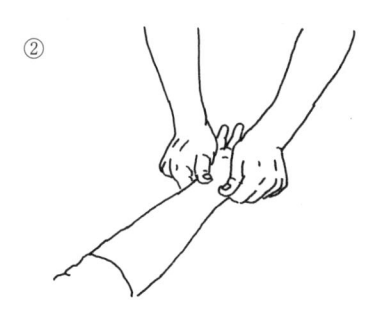

11　自由な手、自由な頭部

(3) ゆたかな表情をつくる

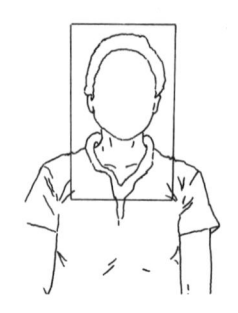

顔の働き

私たちの顔には，さまざまな働きや特徴があります。主だったものをあげると，①表情を表す，②情報を伝達する，③感覚器官が集中している，④呼吸と消化の入口がある，の4つでしょう。

①表情を表す

私たちの体には，顔から首にかけて「皮下筋（注1）」という筋肉があります。ヒトの場合，体の他の部分では見られないものですが，四足動物の場合には全身に分布しています。彼らはそれを動かすことで，体の表面をふるわせて，群がる虫を追い払ったりするのです。

ヒトの皮下筋はもはや，顔や首といった，せまい範囲にしかありませんが，その働きは発展して感情や心の動きを表すようになりました。ヒトの皮下筋はゆたかな表情をつくりだす「表情筋」となったのです。

表情筋も骨格筋と同じように，使えば発達します。ですから，心のもちようがパターン化されて，それが表情となってくり返されると，いつも同じ表情筋が刺激され，そのことによって「顔」がつくられていくのです。

「私たちの顔が現にそのようにあるのは，私たちがそうした生き方をしてきたからだ」とマーク・カフェルは言います（注2）。顔は，「私たちが誰であるのか」「私たちが何を感じているのか」を他人に伝えます。

そういうわけで，顔は他のどの部分よりも，その人の個性を表しています。また，個性的で多様な表情によって，非言語的なコミュニケーションを行ないます。

（注1）多くの筋肉は骨格筋といって，骨から骨に付着しています。ところがこの皮下筋は，骨ではなく皮膚に付着して，皮膚そのものを動かします。ヒトの場合，表情筋の他には立毛筋として名残りをとどめ，寒いときに毛穴をしめたり，ぞっとしたときに鳥肌を立てたりします。

（注2）マーク・カフェルがオスカー・イチャーゾから学んだエニアグラムには，現在一般に普及しているものとは違って，表情や顔の特徴から9つのタイプを見きわめる方法が含まれていました。ものごとの受けとり方や表し方，とくに感情表現に違いがあれば，当然それぞれに使われやすい表情筋も違ってきます。9つのタイプの「顔」には，明らかな違いが見られるのです。

②情報を伝達する

　顔が行なうのは，表情による非言語的コミュニケーションだけではありません。顔には口があり，声が発せられます。私たちは声（言葉）によって自分のもつ情報を他の人に伝えます。

③感覚器官が集中している

　口は声を発するだけでなく，何かを食べたときに味を感じとります。また，口の他に目・耳・鼻があり，それぞれ視覚・聴覚・嗅覚（口は味覚ですね）という感覚を通して外部の情報を取り入れます。耳はまた，バランスのための感覚器官でもあります。

④呼吸と消化の入口がある

　顔には，呼吸器系と消化器系の入り口があります。生命維持に不可欠な2つの機能はここにはじまるのです。口から栄養素をとり入れて，鼻と口から

酸素をとり入れ，二酸化炭素を吐き出します。

〈テクニック91／
首の前面のペア・リリース〉
　受け手は仰向けになります。与え手は受け手のあごの下に指を当て，あごの位置を固定します。そして，もう一方の手を鎖骨のすぐ下に当て（垂直圧），胸の方向へと押していきます（平行圧）（図196）。

（図196）

〈テクニック92／額のセルフ・リリース〉
①床に腰を下ろして，両膝を立てます。膝の上に両肘をのせ，手のひらに額を当ててください（図197）。
②手のひらに額を押しつけます（垂直圧）。眉のすぐ上あたりに母指球と小指球（図198）が当たるようにします。
③頭を少しずつうつむけていくことで，母指球と小指球に当たる位置が，眉のすぐ上から頭頂のほうへとずれていきます（平行圧）。

（図197）

（図198）

〈テクニック93／額のペア・リリース〉
　受け手は仰向けになります。与え手は，受け手の額の上に両手をそろえて置きます。圧を加え（垂直圧），髪の生えぎわのほうへ向かって，ゆっくり両手をすべらせていきます（平行圧）（図199）。

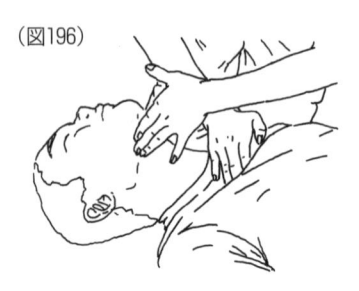

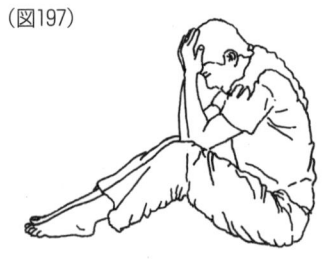

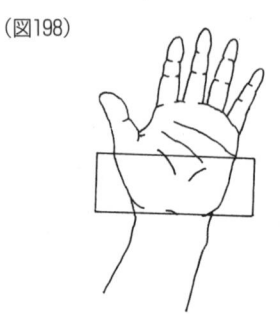

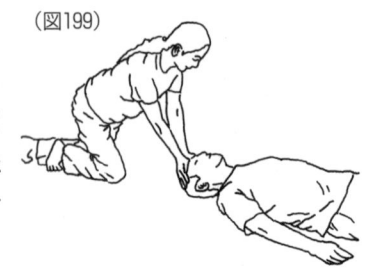

（図199）

顎関節のずれを調べましょう

　最初に，顎関節のずれを調べてみましょう。この関節は耳の穴のすぐ前にあります。この部分を指先で軽く触ってみましょう。そして，口を静かに大きく開けたり閉じたりしてみます。大きく口が開くでしょうか？　左右が同じように動いていますか？　どちらかが早かったり，横に出たりしていませんか？　左右が同じ動きをしている人のほうが，少ないかもしれません。こうした左右のずれは，顔の左右差を生み，全身にも影響を及ぼします。

　調べ終わったら，次のテクニック94とテクニック95を行なってみてください。ただしここでは，ずれを直すつもりで行なうというより，左右のあごともリラックッスさせるために行ないます。左右のずれが大きいほど緊張が高いはずです。ていねいに行なってください（注3）。

　また，日常生活での気づきや配慮も大切ですね。ふだんから，片噛みなどしないように気をつけましょう。

（注3）顎関節の調整はなかなかむずかしいものです。とくに，顎関節症という診断を受けた方は，プロのボディワーカーのところへ行ってみてください。

〈テクニック94／こめかみとあご（噛む筋肉）のセルフ・リリース〉
①床に腰を下ろして，片方の膝を立ててください。膝の上に肘を置き，手の

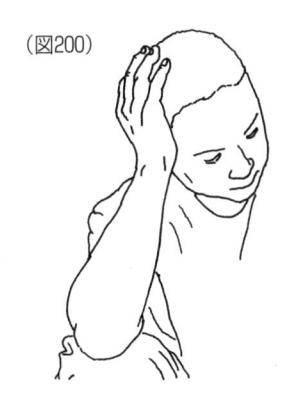

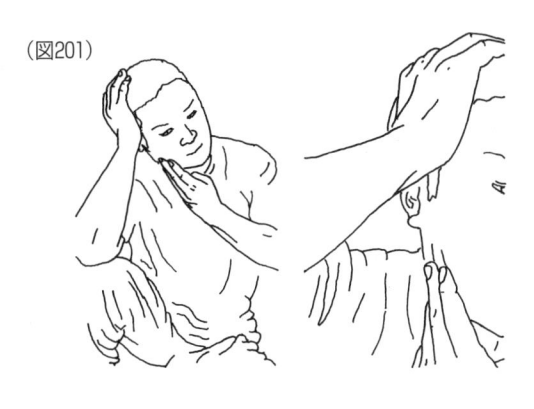

（図200）　　　　　　　（図201）

ひらにこめかみを押し当てます（垂直圧）。頭をしだいに傾けていき，手の
ひらは頭頂の方向へとずらしていきます（平行圧）（図200）。
②同時に，反対の手を耳の少し下に押し当て（垂直圧），あごの方向へとずら
していってもよいでしょう（平行圧）（図201）。

〈テクニック95／顎関節のペア・リリース〉
①受け手は仰向けになり，頭を横向きにしてください。あるいは与え手のほ
うが，受け手の頭を支えながら横向きに直してやります（こうしたほうが，
首から力が抜ける場合があります）。
②与え手は，受け手のこめかみに両手を重ねるように置いて（図202），少し
圧をかけます（垂直圧）。重ねてはいますが，両手の指先とも，受け手のこ
めかみに当たっている状態です。
③与え手は，上に重ねたほうの手を，圧をかけたままあごへ向けてずらして
いきます（平行圧）（図203）

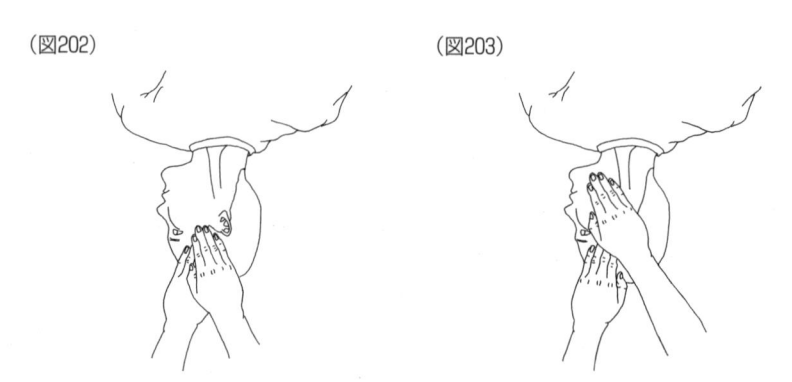

（図202）　　　　　　　　　（図203）

固い顔をほぐす

　皆さんには，顔がこるという経験はありませんか？　顔は社会的な面をも
ち，人前にさらされています。こみ上げてくる感情をおさえたり，ストレス
をのみこんだりをくり返していると，その人特有の感情にもとづいた，かつ

感情をおさえ込むための緊張も含んだ顔つきに固まってしまいます。そうした固さが，今度は喜びや楽しい感情も表情に出せないようにおさえこんでしまいます。ときどきは，固くなった表情を心とともにほぐしてやる必要があるのです。

〈テクニック96／眼窩の縁のセルフ・リリース〉
　このテクニックは，座って行なっても仰向けで行なってもかまいません。ただ仰向けのほうが安定感があり，力の入れぐあいを調整できるでしょう。
①親指の先で眼窩の上縁をやさしく押さえ（垂直圧），少しずつ（1，2ミリずつ）外側へずらしていきます（平行圧）。目頭から目尻へ向けて行なってください（図204）。
②次に眼窩の下縁を今度は人差し指の先を使って同じように行ないます（図205）。

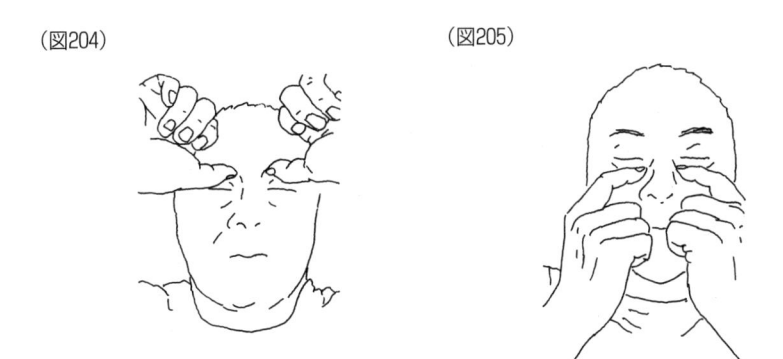

（図204）　　　　　　　　　　（図205）

〈テクニック97／眼窩の縁のペア・リリース〉
①受け手は仰向けになります。与え手は，人差し指の先で受け手の眼窩の上縁をやさしく押さえます（垂直圧）。目頭から目尻へ向けて少しずつずらしていきます（平行圧）（図206）。
②次に親指の先で眼窩の下縁に対して同じように行ないます（図207）。

(図206)　　　　　　　　(図207)

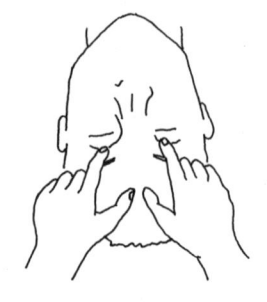

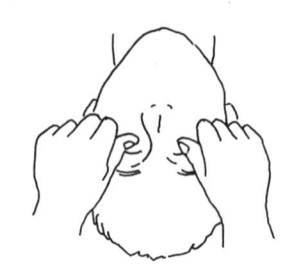

〈テクニック98／
頬のセルフ・リリース〉

　このテクニックも，座って行なっても仰向けで行なってもかまいません。四指で頬骨のでっぱりの下を押さえ（垂直圧），少しずつ外側へずらしていきます（平行圧）（図208）。

(図208)

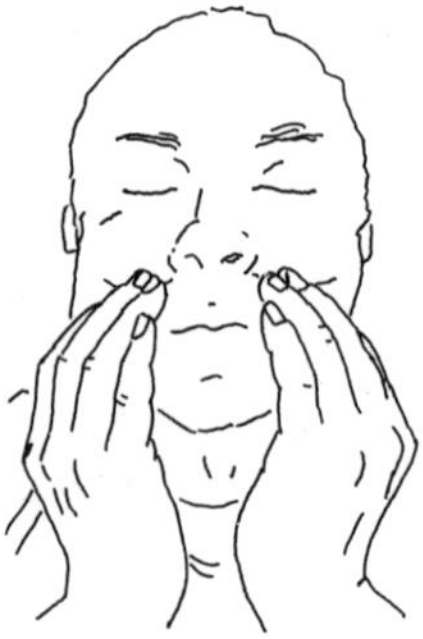

〈テクニック99／
頬のペア・リリース〉

　受け手は仰向けになります。与え手は，四指で受け手の頬骨のでっぱりの下をやさしく押さえ（垂直圧），少しずつ外側へずらしていきます（平行圧）（図209）。

(図209)

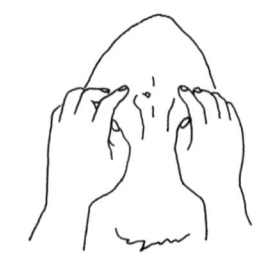

〈テクニック100／
おとがいのセルフ・リリース〉

　このテクニックも，座って行なっても仰向けで行なってもかまいません。あごの先（おとがい）を指先でやさしくつまみ（垂直圧），小さく左右に動かしてください（平行圧）（図210）。

（図210）

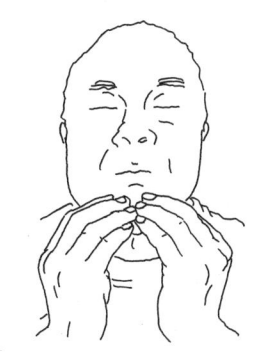

〈テクニック101／
おとがいのペア・リリース〉

　受け手は仰向けになります。与え手は，指先で受け手のあごの先（おとがい）をやさしくつまみ（垂直圧），小さく左右に動かしてください（平行圧）（図211）。

（図211）

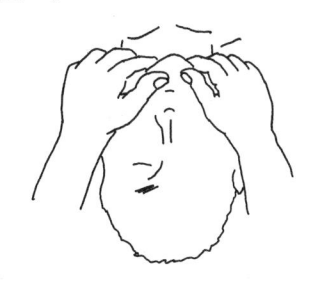

　ここまで，セルフ＆ペア・リリースやエクササイズを通じて，ほぼ全身に働きかけてきました。ここでは，体のどこかの部位ではなく，歩行という動作と感覚とを使ったエクササイズを紹介します。

〈テクニック102／ウォーキング・エクササイズ①音を意識して歩く〉

　このエクササイズは戸外で行ないます。まわりの人が気にならないように，なるべく人通りの少ない場所で試してください。

　私たちはふだん，そんなに強くは「音」を意識していないかもしれません。どちらかというと，風景にともなうものとして音をとらえているでしょうか。ここでは，歩きながら音に積極的に注意を向けることで，私たちの体や動作がどう変化するか見てみましょう。

11　自由な手，自由な頭部　201

①まず，いつもどおりに歩いてみましょう。だいたい20メートルくらいの距離がよいでしょう。
②それでは次に，音に注意を向けながら歩いてみましょう。周囲から聞こえてくる音をいっさい聞き逃さないようなつもりで，最初と同じくらいの距離を歩きます。
③立ち止まって休みます。①と②で違いはありましたか？

　このように聴覚を使って歩くと，歩く速度がゆっくりになりませんか？また，自分の「領域」と感じるスペース（パーソナル・スペース）が横に広くなるような感じがしませんか？
　では，もう1つやってみましょう。

〈テクニック103／ウォーキング・エクササイズ②後頭部を意識して歩く〉
①いつもどおりに歩いてみましょう。先ほどと同様に，だいたい20メートルの距離を歩きます。
②今度は，後頭部に意識を向けながら歩いてみましょう。最初と同じくらいの距離を歩きます。
③立ち止まって休みます。①と②で違いはありますか？

　今度は，聴覚を使うのとは違った感覚を味わったのではないでしょうか？パーソナル・スペースが後ろへ伸びたような気がしませんでしたか？　また，空へ向かって意識が伸びていく感じがした人もいるかもしれません。
　以上2つのエクササイズの歩き方を，どなたかに見てもらってもよいでしょう。カルチャースクールのクラスでこれら2つを皆で行なうと，それぞれの参加者がどちらか好きなほうを行なったとしても，たがいにどちらを行なっているのかはっきりわかります。聴覚を使って歩いている人は，体が左右に広がり（本当にそう見えるのです），後頭部を意識している人は，背すじがすっと伸びます。おもしろいことに，顔つきまで変わります。これを行なう

ときにはいつも，クラスで大爆笑が起こります。感覚の使い方によって，動作や体つき，顔つきまでが大きく変化するのです（注4）。

（注4）私たちはふだんから，多くのときを「どこかへ向かって」過ごしています。私たちにとって，「目標」や「目的」がとても大事になっているのです。あまりそれが過度になると，心身から緊張が抜けなくなり，ストレスの解消もむずかしくなるでしょう。私たちの感覚は日々にぶくなっていきます。ときにはこのようなエクササイズを通して，自分の感覚と遊んでみるのもよいでしょう。感覚をフルに使うことで，心身の機能が活発になり，健康を楽しめるようになります。

さて，この本で紹介している103のテクニックを試していただけましたでしょうか。実際に試された方々は，これらのテクニックが簡単であるにもかかわらず，さまざまな点でとても効果のあることに驚かれたと思います。たとえば，姿勢の歪みが修正されたり，動作が美しく効率的になったり，あるいは感覚が繊細になったりと。

これら103のテクニックの使い方は，いろいろあると思います。体を通して自分と付き合う手段として使ってもよいし，緊張した部位の解消のために使うのでもよいでしょう。また，アスリートやパフォーマーの方々は，運動能力や表現力を高めるために使うこともできるでしょう。巻末に「テクニック総覧」がありますので，ご自分に合ったテクニックをいくつか選択して行なってください。

もし，あなたにペア・リリースの相手がいらっしゃるなら，その方と互いに姿勢分析を行ない，それをもとに働きかける部分を決めてから試みてもよいでしょう。この方法によってより高い効果が得られ，姿勢や動作の修正もスムーズに進むと思います。

これらのテクニックを使うと，そのつど体に変化が感じられ，とくに立ったり歩いたりするときの感覚などは大きく違っているでしょう。この理由は，

テクニックによって緊張がとけ、体の軸が伸びるのですが、それに気づきやすいのが、その軸が重力の方向と一致する、立ち上がったときだからです。自分の体の感覚に注意を向け、テクニックを試した前後でそうした違いを確かめてみてください。

　変化の自覚は一人ひとり違っていますが、テクニックを試した方々から聞いて、多かった感想・コメントをいくつかあげてみると、「姿勢がよくなった」「背が高く感じた」「重心が下に下りた」「前後左右のバランスが変わった」「呼吸が楽になった」「疲れにくくなった」などがあります。

　変化に対する感覚は、これらのテクニックを使うほどに高まっていくでしょう。そして同時に、変化を受け入れる能力も高まっていくことでしょう。

付　ボディワーカーになろう

　ボディワーカーという，私たちと同じ仕事に就きたいという人たちは，ここに書かれたことが参考になるでしょう。また，すでにボディワーカーとして活躍されている人たちにとっては，ご自分の経験と照らし合わせながら，楽しく読めると思います。

　とくに，斎藤と同じようにアメリカでロルファーの資格を取りたいと思っている人たちは，斎藤がロルファーになるまでのプロセスを興味深く読まれるでしょうし，渡米してロルファーになるには実際にどういった手続きが必要なのかを知ることができるでしょう。

　シン・インテグレーションについては，現在，教育のほうは休止していますが，創始者のマーク・カフェルがエニアグラムをテーマとしたワークショップなどを開催していますので，興味があれば本部（巻末の連絡先をご参照ください）のほうへ連絡を取ってみてください。

　私たちは，斎藤がロルファーの資格を取る以前から，2人でOPENPATHというユニットを作り，ともにボディワーカーとして積極的な活動をしてきました。その活動の様子もお話ししたいと思います。

ロルファーになるために

　ロルファーの養成機関は，アメリカのコロラド州ボウルダーにあるロルフ・インスティテュートのみです。「ロルフィング」というのは登録商標であり，またロルフ・インスティテュートを卒業したプラクティショナーのみが「ロルファー」を名乗れます。それ以外のSI養成機関を卒業したプラクティショナーたちは「ロルファー」を名乗ることはできません（注1）。

(注1) この名称のことで，クライアントの皆さんに混乱を招き，ご迷惑をおかけしているので，このへんははっきりさせておきたいと思います。ただし将来的に，SIのスクールの1つであるGSI（ギルド・ストラクチュアル・インテグレーション）の卒業生が，ロルファーとして認められる可能性があります。

ロルファーになるためのトレーニングは，アメリカのいくつかの主要都市やドイツ，オーストラリア，ブラジルなどで行なわれています。日本でも不定期に行なわれていますが，自分のスケジュールに合わせてトレーニングを受けたい方には，細かくプログラム分けされた，アメリカでのトレーニングをお勧めします。

アメリカでトレーニングを受けられる際には，領事館へ申請し，M-1ビザを取る必要があります。旅行用の観光ビザで入国することは禁じられていますので，気をつけてください。また，ロルフ・インスティテュートからI-20ビザを発行してもらうこともできますので，直接お問い合わせください。

世界各地でトレーニングが行なわれていても，ボウルダーにトレーニングを受けに来る人は依然多く，斎藤がユニット1（ユニット1～3の内容に関して，後ほど説明します）を受けたときにも，子連れの女性がドイツから参加していましたし，同時期に行なわれていたユニット2のクラスにはブラジルから2名の参加者がありました。

トレーニング申し込みの締め切りは，それぞれのクラスが始まる約40日前です。また，一人ひとりが十分な手ほどきが受けられるように，どのクラスも少人数に設定されています。ロルファーになりたいと思われたら，とりあえずロルフ・インスティテュートからアプリケーション・パケットと呼ばれる入学願書を取り寄せることをお勧めします。

ボウルダーへ行こう

日本からデンバー国際空港へは，サンフランシスコまたはロサンゼルスを経由してデンバーに到着するのが通常のルートです。シアトル経由もありま

すが，西海岸経由よりも時間がかかってしまいます。日本から西海岸へは約9時間，経由地点で入国手続きを行ない，デンバー行きに乗り継ぎます。経由地点にもよりますが，デンバーまでの飛行時間は3時間弱になります。デンバーからボウルダーのダウンタウンまではバスを利用することもできますが，直接に滞在先へ行きたい場合には，空港で申し込みのできるシャトルサービス（乗り合いのバス）があります。

　授業日数だけでも6～8週間と長期に渡るため，ほとんどの受講生は，今までの仕事に折り合いをつけ，家族や住み慣れた場所を離れて，ボウルダーに滞在しながら授業に参加します。

　ロルフ・インスティテュートの周辺には，受講生を対象に部屋貸しをしている家庭がたくさんあります。ロルフ・インスティテュートから届くアプリケーション・パケットの中に，こうした部屋貸しを行なう家庭のリストが入っています。賃料は，1ヶ月一部屋でおおよそ450から650ドル。都内でワンルームを借りるくらいの値段です。ロルフ・インスティテュートに近いほど，賃料が高くなる傾向にあります。キッチンやトイレを家族と共有するタイプ（share）と，個別に使えるタイプ（private）があります。共有タイプはプライバシーがないだけに賃料が安く，個別タイプは高めです。自分の条件に合った家庭を見つけましょう。人気のある家はすぐに借りられてしまうので，早いうちに申し込みをすることをお勧めします。滞在先との相性がよくないと，落ち着いてトレーニングを受けることができません。

　斎藤はトレーニング中に，滞在先のトラブルと生活スタイルの違いが原因で（大雪で水道もトイレも止まり，1週間近くも隣家にバスルームを借りに通ったり，子供が朝6時からピアノレッスンを始める家庭に滞在してしまったり）合計2度の引越しを余儀なくされてしまいました。最後には，斎藤を哀れに思ったロルフ・インスティテュートのファカルティ（教授）であるジム・アッシャーが，2週間もの長期間，無償で滞在させてくれました。

ユニット1

　ロルファーになるためには，3段階のステップを踏みます。まずは「ユニット1＝ソマティック・プラクティス」と呼ばれる，6週間のトレーニング・コースを受ける必要があります（注2）。ユニット1はロルファーになるためのトレーニングではなく，その前段階のトレーニングで，ボディワーカーとして必須な解剖学，生理学，セラピューティック・リレーションシップ（臨床における関係性を学ぶ），スキルフルタッチ（ロルフ・インスティテュートで生み出された，筋膜に働きかけるボディワーク）の4項目を学びます。授業は週に5日，クラスにもよりますが朝8時から夕方5時半までで，1日の授業は講義と実技（スキルフルタッチ）のパートに分けられています。

　スキルフルタッチの実技検定の方法は，外部から呼んだクライアント3名に対してセッションを行ない，それをインストラクターやアシスタントが評価します。スキルフルタッチの技術を認められたうえでこのクラスを終了すれば，「ソマティック・プラクティス終了証」が授与され，「スキルフルタッチ」を実践するボディワーカーとして活躍することができます。

　ロルファーになりたい方は，このユニット1を終了した後で行なわれる試験に合格しなければなりません。試験は，ユニット1が終了した週の土日をはさんだ次の月曜日に実施され，解剖学，生理学，人間関係学についての選択および記述問題が出題されます（注3）。辞書の持ち込みが可能ですので，使い慣れた辞書を持参することをお勧めします。

　また，斎藤がロルファーになろうとしていたときには，ユニット1からユニット2へと進級する必須事項として，50時間のスキルフルタッチの臨床経験が必要でした。このときは小川の協力があり，西荻窪にあるセッション・ルームで延べ65時間の臨床をこなし，それ以降は有料でのセッションを始めました。これが斎藤の，その後ボディワークを本業としていくきっかけになりました。

　（注2）ユニット1開始までに，ロルフィングセッションとロルフムーブメントの

セッションを受けることが推奨されていますが，必須ではありません。
（注3）現在では，すでにボディワークやマッサージの技術を習得している人を対象とした，アドバンスド・ユニット1というクラスが追加されました。これは2週間の集中クラスで，この期間内に解剖学と生理学，スキルフルタッチの技術を学びます。アドバンスド・ユニット1の終了者も，ユニット2に進級するためには同様にテストを受ける必要があります。また，スキルフルタッチの臨床は100時間が義務づけられています。ユニット2に進むまでに，臨床をこなせる十分な期間を設けるほうがよいでしょう。

　ロルフ・インスティテュートでは，ユニット1からユニット2に進級するまでに，最低6週間のインターバルを置くことを勧めています。トレーニングで学んだスキルフルタッチの技術をしっかりと練習し，さらに理論的な部分の理解を深めるためには，最低これくらいの期間を費やす必要があると思います。こうして，実践を積みながら学んでいく期間をユニット1の後に経験することで，これからプロフェッショナルとして進んでいく意志の確認ができ，その時点での，ボディワーカーとしての自分の技量や器を客観的に観察できる貴重な時間となります。

ユニット2
　ユニット1が基礎的な知識の習得だったのに対して，ユニット2，3ではロルフィングそのものについて学びます。
　ユニット2は8週間のプログラムで，クラスによって多少の差はありますが，朝8時から夕方5時半まで，週5日に渡って，重力を考慮に入れた身体の機能的・構造的パターンや，ロルフィングおよびロルフ・ムーブメントを理解するための原理や理論について学びます。いくつか提示される研究課題についての口頭発表も行ないます。また，受講生どうしが互いにセッションを交換することによって，実践における知識を身につけていきます。それと同時に，こうした環境の中で，身体の変化とともにクラスのダイナミクスも

変化していくのを目のあたりにします。ロルフィングは、身体だけでなく、関係性や周囲の環境にも影響を及ぼすということを身をもって体験していくでしょう。

　斎藤は、日本でユニット2を受けたこともあって、非常に穏やかな環境のもとで10セッションが進んでいきました。アメリカから招聘したインストラクターのキャロル、アシスタントのクリスティン、そしてデモンストレーションのモデルになってくれたクライアントさんを含め、受講生全員が浴衣で花火見物をするなど、楽しい思い出のあるクラスとなりました。

　ロルファーになるための最終トレーニングであるユニット3に進むまでには、最低でも3ヶ月間のインターバルを設けるようにと、ロルフ・インスティテュートでは勧めています。ユニット2の期間に貯金をほとんど使い果たしてしまった斎藤は、ユニット3を受けるまでに1年間を要しました。ユニット2をともに受けた仲間たちは、この間に日本で開催されたユニット3を受講し、日本でロルファーとなりました。

　ユニット2終了後、講師のキャロルから「インテグレーティブ・ボディワーク」という名称でセッションをしてもよいという許可が下りました。平日の昼間は週4日、自動車保険会社のオペレーターの仕事をし、平日の夜と週末はセッションを行なっていました。ロルフィングという名称を使っていなかったにもかかわらず、セッションを受けてくださるクライアントさんは少しずつ増え、週末にはセッションをして過ごす時間がしだいに多くなっていきました。この時期はまだまだ手探りながらも、ボディワークの仕事に手ごたえを感じ始めた時期でもありました。活動について親身に相談に乗ってくれる、セラピー関係の先輩たちとの出会いもありました。

　ユニット2からユニット3までの約1年間は、斎藤にとって、ロルファーとして活躍していくための人脈の基盤をつくり、新しいフィールドで仕事をしていく覚悟と度胸を培った時期でもありました。

ユニット3

　ユニット2を終了し，ユニット3への申し込みを希望する場合には，クラスが始まる8週間前までに書類を提出し，ユニット2を担当したインストラクターの承認を得なければなりません（注4）。クラスの最高人数は16名と規定されています。希望のクラスに入るには，書類の提出を含め，事前の計画をしっかり立てておく必要があります。

　クラスは週5日で，季節や講師によっても若干変わってくるようですが，朝8時から夕方5時半までです。軟部組織の解剖生理学について学び，セッション中の効率的な身体の使い方，クライアントとの関わり方，タッチの質，身体の分析法など，これまでに学んできたことについても，より深い指導を受けます。

　ロルファーになるための最終トレーニングとなるこのユニット3では，インストラクターのスーパーバイズのもとで，外部から募った3名のクライアントにロルフィングの臨床を行ないます。かつ，ムーブメントおよびポスト10セッションについても，外部からの2名のクライアントに対して行ないます。

　ユニット3では，斎藤は再びボウルダーへ戻ってトレーニングを受けました。

（注4）ロルフィングの10セッションおよび3セッション分のロルフムーブメントに関する小論文を提出します。

　ユニット3で行なう臨床は，トレーニングとは言っても，クライアントは外部から募った人たちなので，もう「本番」と同じです。施術による直接的な身体間のコミュニケーションはもちろん，クライアントとの関係のとり方，カウンセリングなどにも気を使います。

　ロルフィングのセッションでは，言葉を越えた部分でのコミュニケーションが起こります。人種や性別，生活環境の違いを越えて，身体構造的にも，

そしてヒューマニスティックな意味でも「一人の人間」とセッションすることが可能であることを学びました。

　ユニット3では，クライアントにもクラスメイトにも恵まれました。思いやりに満ちあふれた仲間が，自分を導いてくれたと言っても過言ではないでしょう。そして，「あなた」と「私」という存在に対する深い理解と尊敬は，異なる環境から集まった仲間たちと過ごしたからこそ，強烈に実感できたのだと思うのです。

　卒業式での最後の儀式は，忘れることができません。キャンドルを手にしたクラス全員が輪になり，隣りへと移し火をしていくのです。一人から始まった灯りが，薄暗いクラスルームに光の円を作っていきます。友情と誓いの火を分かち合いながら，心からのはなむけの言葉を仲間に贈ります。隣り合ったクラスメイトは，「近い将来，ミズホがインターナショナルに，ワールドワイドに活躍しているだろうことを信じています」という言葉を贈ってくれました。卒業してからこれまで，仕事をする目的は，そのときどきで変わってきました。でも，このシーンを思い出すたびに，仲間に誇ってもらえるような仕事を続けていこう，そして広い世界を視野に入れて仕事をしようという誓いを新たにするのです。

OPENPATHの活動

　2000年，斎藤はユニット1を終えて帰国しました。当時，「ボディワーク」という言葉は，まだ一般的ではありませんでした。私たちは，公立の施設を借りて施術のデモンストレーションをしたり，異業種交流会などへ出かけていって，プレゼンテーションをしてみたり，他にもさまざま，できるかぎりのことを試みました。けれども，「ボディワーカーです」と自己紹介をする私たちに対して，いつも返ってくる質問は，「宗教のようなものですか？」とか，それよりは少しましとは言っても「整体ですか？」というものでした。そのことに辟易していた私たちには，「外」へ向けて伝えたいことが山ほどありました。

2001年，斎藤がユニット2を終えました。ボディワーク普及に確かな手ごたえがほしかった私たちは，何か形のあるものを作りたいと思いました。2人で考え，出した答えがフリーペーパー（小冊子）でした。
　この案はすぐに実行されることになりました。アイデアや書きたい内容は次々と浮かび，何日かの相談の末，その雛形はでき上がりました。そのフリーペーパーの名前は「バーテ」でした。
　「バーテ」は英語（もとはラテン語）のvertebraeから来ています。これは「脊柱」の意味です。なぜこの名前を選んだかと言うと，1つには，解剖学用語を使うことで，ある程度の専門性を示したかったためと，もう1つは，このフリーペーパーを私たちの「バックボーン」，つまり「支えとなるもの」にしたい，という願いからでした。
　バーテの内容は以下のようです。まず，体を使う職業の人たちへの巻頭インタビューから始まり，次に，六感（視覚，聴覚，触覚，運動覚，味覚，嗅覚）に関わる話，イラスト，実践アートのコーナー，最後に，このフリーペーパーの「核」とも言える「ボディワークに関する知識」といった構成でした。
　このバーテは隔月で発行されていましたが，かなりの分量の仕事を私たち2人だけで行なっていました。取材を行ない，そのテープを起こし，すべての記事を書き，イラストを付けていました。たとえ読み手がいなかったとしても，自分たちで決めた締め切りは絶対に守ろうという約束で製作を続けました。
　この当時，ボディワークは私たちの主な収入源ではありませんでした。夕方までの，それぞれの仕事を終え，夕食を済ませてから作業を始めるため，それが朝方まで続くこともよくありました。何から何まで手作りで，原稿はワードで作成し，1回に1000枚を越える印刷を行ない，大型のホチキスを使って製本をし，でき上がったバーテを書店やカフェ，レストランに置いてもらうため，1度に100冊以上を抱えて都内のあちこちを回りました。
　やがてうれしいことに，反響のメール——興味をもってくださったり，励ましのメールだったり——が少しずつ届くようになりました。そんなある日のこ

と，手作りで，宛名がていねいに手書きされた，印象的な封筒が私たちのもとへ送られてきました。

　開封すると，中から数枚のイラストが出てきて，「活動に賛同します。よかったら使ってください」と書かれた手紙が同封されていました。この方のイラストは，その後バーテが休刊するまで，こちらからお願いすることがなくとも，絶妙なタイミングで送られてくることになりました。

　こんなふうに時間をかけてフリーペーパーを作り上げる作業は，今から思えば効率が悪いやり方ですが，じつはこのバーテがこの本の基礎になっています。

　バーテは，私たちの初期の活動の大きな柱となっていましたが，もう一本，対になる柱がありました。それは，さまざまな形で開催されたワークショップ＆セミナーでした。そして，こちらのほうは現在でも続けられ，さまざまな形（ワークショップ，セミナー，カルチャースクールの講座など）をとって発展しています。

　私たちのワークショップ＆セミナーの原形は，公共施設を借りて，わずかな人数の人たちの前で行なったデモンストレーションでした。わずかな人数といっても，私たちが手を抜くことはありませんでした。じつは，このデモに参加したことをきっかけにロルファーになった人もありました。

　デモに来てくださった人たちがボディワークに興味をもち，実際に受けられる人やもっと知りたいという人たちも現われました。このもっと知りたい人たちのために作られたのが，私たちが「プチクラス」と名づけた，少人数を対象にしたボディワーカーのための解剖学のクラスでした。そして，このクラスの規模を大きくし，参加・体験型にしたのが「ワンデー・ワークショップ」でした。やがて私たちは，こうしたワークショップ＆セミナー形式を通じてより多くの人たちの間にボディワークを広めたいと思い，カルチャースクールでの講座もそれと並行して始めました。

　この本の中には，これらワークショップ，セミナー，カルチャースクール

で紹介したテクニックが集約されています。

SIメンバーの紹介

　日本でも，正式なロルフィングのトレーニングがはじめて行なわれ，また，渡米して資格をとろうとする人たちも年々増え，ここ数年のうちに日本のSI人口が急増しました。斎藤が管理しているSIメンバーを対象としたメーリングリストでも，テクニックや理論，あるいは経営のことや，SI普及のための意見交換が盛んに行なわれています。それらは，運動科学・認知科学などにもとづいた最新のテクニックに関してだったり，プラクティショナーの態度や教育をテーマにした議論だったり，また，他の分野のテクニックや特殊なケースの検討だったり，ワークルームの設営やマーケットを拡大していくための工夫についてだったり，さまざまな内容です。
　今，SIの仲間たちは確実に動きはじめているようです。
　この本に出てくる考え方の多くは，私たち著者がそれぞれのスクール（小川がシン・インテグレーションの，斎藤がロルフィングのスクール）で学んだことから来ています。巻末に，私たちと同じスクールで学んだ仲間たちを紹介します。SIに興味のある方は連絡をとってみてください。

〈著者たちの連絡先〉
ボディワークスペース OPENPATH（オープンパス）
　恵比寿・横浜・埼玉
　http://openpath.sakura.ne.jp/
　メールアドレス openpath@hotmail.com

シン・インテグレーション・プラクティショナー　小川隆之
　携帯電話 090-3435-3847
　ブログ http://www3.atword.jp/baucafe/

公認ロルファー　斎藤瑞穂
　　携帯電話 090-6045-4693
　　ブログ http://www3.atword.jp/rolfingopenpath/

　この本で紹介したボディワークの個人セッション，SIの個人セッション，4ハンズ・セッション（注），オープンパスのセミナーやワークショップなどに興味のある方は，上記にお問い合わせください。
（注）2人がかりで行なうセッションです。4つの手で施術します。よりすみやかに，より高い効果が得られます。

　また，私たちが講師をつとめるカルチャースクールの連絡先は以下のとおりです。

横浜読売・日本テレビ文化センター
　　〒220-0011　神奈川県横浜市西区高島2-18-1 横浜新都市ビル（そごう）9階
　　TEL 045-465-2010　FAX 045-465-2014
　　メールアドレス yokohama@ync.ne.jp

恵比寿読売・日本テレビ文化センター
　　〒150-0022　東京都渋谷区恵比寿南1-5-5 アトレ恵比寿7階
　　TEL 03-3473-5005　FAX 03-3473-2100
　　メールアドレス ebisu@ync.ne.jp

　以下は，シン・インテグレーション・プラクティショナーあるいはロルファーとして仕事をしている人たちの連絡先です。彼らからもSIの個人セッションが受けられます。

〈シン・インテグレーション　プラクティショナー〉

小川留美奈

　愛知県名古屋市名東区

　メールアドレス lumina@cs-f.bias.ne.jp

倉持佳子／E-Style

　〒151-0053　東京都渋谷区代々木4-34-5-11

　TEL 03-3377-7703

　URL http://www.venus.dti.ne.jp/~clara/

　メールアドレス E-Style@wind.dti2.ne.jp

佐野孝則

　愛知県名古屋市＆岡崎市

　TEL 0564-52-7428

　携帯 090-2682-7838

　URL http://www.mis.ne.jp/~tselioto/（ボディーワークの小部屋）

　メールアドレス tselioto@mis.ne.jp

横山泰久／ボディ＆ソウル・グレース（青梅ワークルーム）

　〒198-0036　東京都青梅市河辺町6-1-20

　TEL／FAX 042-554-1164

　携帯 090-9824-3285

　携帯メール yasu_yoko@t.vodafone.ne.jp

　URL http://www.t-net.ne.jp/~bodysoul_grace/

　メールアドレス bodysoul_grace@yahoo.co.jp

〈公認ロルファー〉
植草清美
　千葉・東京
　携帯 070-5558-1426
　URL http://rolfing-kachofugetsu.blogspot.com/
　メールアドレス kiyomiue@gmail.com

河原浩孝
　〒814-0103 福岡市城南区鳥飼6-18-27-303
　携帯 090-2588-0641
　URL http://www32.ocn.ne.jp/~rolfukuoka
　メールアドレス h.kawahara@dream.com

幸田良隆／クロニック・スチューデンツ
　〒610-0332 京田辺市興戸郡塚4-4
　TEL 0774-62-6331／03-3493-9628（東京）
　URL http://www.chronicstudents.com
　メールアドレス okokoda@tkf.att.ne.jp

瀬上恵子／Bodywork Roomなかゆくい
　国立・西多摩郡・西荻窪
　携帯 080-5644-7583
　URL http://rolfing-nakayukui.net
　メールアドレス info@rolfing-nakayukui.net

世良　徹／那須ウエルネスボディーワーク
　〒324-0012 栃木県大田原市南金丸1939
　TEL 0287-22-7001

URL http://www.rolfingjapan.com

メールアドレス torurolf@hotmail.com

谷　佳織

〒105-0012　東京都港区芝大門2-5-5-1308

携帯 090-8309-5254

メールアドレス kaoritani@gol.com

中村真之介／ロルフィング（Rolfing®）渋谷・表参道

東京都（渋谷・表参道）

TEL 03-3999-5771

携帯 080-6599-8008

URL http://www.sky-ground.jp/

メールアドレス info@sky-ground.jp

平田継夫／ロルフィングスペース代官山・ロルフィングスペース東神奈川

〒150-0033　東京都渋谷区猿楽町12-29

TEL 080-5012-7653

〒221-0822　神奈川県横浜市神奈川区西神奈川1-3-6

TEL 045-312-7062

URL http://www.ispot.jp/s/rolfingspace/

メールアドレス viei@gem.hi-ho.ne.jp

星野あつこ／InnerWeb

〒102-0076　東京都千代田区五番町5-6-408

URL http://www.innerweb.jp

携帯 090-6309-7379

メールアドレス info@innerweb.jp

福田延子／ライフハーモニー

〒155-0033 東京都世田谷区代田5-35-29 メゾンホワイト207号室

TEL 03-5779-3531

URL http://www.rolfingj.com

メールアドレス info@rolfingj.com

渡辺隆之／アテリエ・コルポ

〒703-8267 岡山県岡山市山崎347-32

携帯 090-3472-7519

URL http://www.rolfingjoy.com

メールアドレス amod@md.point.ne.jp

大塚アケミ／スパイラル（横浜・東京）

〒222-0033 横浜市港北区新横浜1-16

TEL／FAX 045-478-6533

（SIプラクティショナー養成機関）

the Rolf Institute（ロルフ・インスティテュート）

5055 Chaparral Ct., Ste. 103, Boulder, CO 80301, USA

TEL 303-449-5903

FAX 303-449-5978

URL http://www.rolf.org/

小谷インテグレーションセンター（シン・インテグレーション本部）

〒399-9511 長野県北安曇郡小谷村中土1225

TEL 760-633-1431（米国）

URL http://hometown.aol.com/fumikocaffall/myhomepage/index.html

メールアドレス fumikocaffall@yahoo.com

この本でも紹介させていただいた,『新ボディワークのすすめ』(創元社刊)の著者グラバア俊子先生が,南山大学人文学部心理人間学科で「ボディワークⅠ・Ⅱ」を教えていらっしゃいます。興味のある方は,南山大学へお問い合わせください。

　グラバア先生の授業では,体験学習により各自のからだへの気づきを深めながら,ボディ・アウェアネス,ノンバーバル・コミュニケーション,五感の教育などに関する研究領域の理論を学びます。

　南山大学 http://www.nanzan-u.ac.jp/
　南山大学人文学部心理人間学科
　　　　　　　http://www.nanzan-u.ac.jp/JINBUN/Shinriningen/

openpath認定ボディワーカー情報
　http://openpathbodyworker.sbio.jp/

テクニック総覧

3　筋膜リリース・テクニック
テクニック1／筋膜の触察法（P.37）
テクニック2／触察練習①（P.38）
テクニック3／触察練習②（P.39）
テクニック4／触察練習③（P.39）
テクニック5／触察練習④（P.40）

9　呼吸&スリーブ
(1) 呼吸を楽にする／SI第1セッション・テクニックのアレンジ
テクニック6／セルフ・リリース「呼吸を楽にする」（P.98）
テクニック7／胸郭のペア・リリース（P.99）
テクニック8／ペア・リリース「息を入れる」（P.101）
テクニック9／斜角筋のセルフ・リリース（P.102）
テクニック10／斜角筋のペア・リリース（P.102）
テクニック11／肩甲挙筋のセルフ・リリース（P.103）
テクニック12／肩甲挙筋のペア・リリース（P.103）
テクニック13／横隔膜のセルフ・リリース（P.104）
テクニック14／横隔膜のペア・リリース（P.104）
テクニック15／小胸筋のセルフ・リリース（P.107）
テクニック16／小胸筋のペア・リリース（P.108）

(2) 膝下から足へのライン／SI第2セッション・テクニックのアレンジ
テクニック17／膝のセルフ・リリース（P.109）
テクニック18／膝のペア・リリース（P.110）
テクニック19／骨間膜のセルフ・リリース（P.111）
テクニック20／骨間膜のペア・リリース（P.111）

テクニック21／ふくらはぎのセルフ・リリース（P.113）

テクニック22／ふくらはぎのペア・リリース（前腕を使って）（P.114）

テクニック23／ふくらはぎのペア・リリース（両手を使って）（P.114）

テクニック24／ふくらはぎのペア・リリース（両手／仰向け）（P.114）

テクニック25／アキレス腱のセルフ・リリース（P.115）

テクニック26／アキレス腱のペア・リリース（P.116）

テクニック27／くるぶしのセルフ・リリース（P.116）

テクニック28／くるぶしのペア・リリース（P.117）

テクニック29／足底のセルフ・リリース（P.119）

テクニック30／足底のペア・リリース（P.120）

(3) 側面（脚から脇）のライン／SI第3セッション・テクニックのアレンジ

テクニック31／大転子のセルフ・リリース（P.123）

テクニック32／腸脛靭帯のセルフ・リリース（P.124）

テクニック33／腸脛靭帯のペア・リリース（P.124）

テクニック34／ペア・リリース「脚全体を伸ばす」（P.127）

テクニック35／ペア・リリース「仰向けで側面のラインを伸ばす」（P.127）

テクニック36／腸骨稜のセルフ・リリース（P.127）

テクニック37／腸骨稜のペア・リリース（P.128）

テクニック38／脇のセルフ・リリース（P.129）

テクニック39／脇のペア・リリース（P.129）

テクニック40／脇のペア・リリース（P.130）

テクニック41／前鋸筋のセルフ・リリース（P.131）

テクニック42／前鋸筋のペア・リリース（P.131）

テクニック43／広背筋のセルフ・リリース（P.132）

テクニック44／広背筋のペア・リリース（P.133）

10　コアのために

(1) 脚の内側のライン／SI第4セッション・テクニックのアレンジ
テクニック45／太ももの内側のセルフ・リリース（P.135）
テクニック46／すねの内側のセルフ・リリース（P.135）
テクニック47／脚の内側のペア・リリース（P.136）

(2) 太ももの前面のライン／SI第5セッション・テクニックのアレンジ
テクニック48／太ももの前面のセルフ・リリース（P.138）
テクニック49／太ももの前面のペア・リリース（P.139）

(3) お腹をゆるめる／SI第5セッション・テクニックのアレンジ
テクニック50／大腰筋のためのエクササイズ「ヒール・ドラッグ」（P.142）
テクニック51／エクササイズ「グラスホッパー」（P.143）
テクニック52／ペア・リリース「表面と奥にある筋膜をリリース」（P.147）
テクニック53／ペア・リリース「表面と奥にある筋膜をリリース」（P.148）

(4) 後面のライン（脚）／SI第6セッション・テクニックのアレンジ
テクニック54／臀筋のペア・リリース（P.152）
テクニック55／ハムストリングスのセルフ・リリース（P.153）
テクニック56／ハムストリングスのペア・リリース（P.154）
テクニック57／セルフ・リリース「おしり歩き」（P.154）
テクニック58／臀部のペア・リリース（P.155）

(5) 後面のライン（背中）／SI第6セッション・テクニックのアレンジ
テクニック59／背骨のペア・エクササイズ（P.159）
テクニック60／背中のペア・リリース（P.161）
テクニック61／エクササイズ「ニー・オーバー」（P.166）
テクニック62／エクササイズ「魚からヒトへ」（P.169）

11 自由な手，自由な頭部

(1) 頭から首, 肩, 肘までのライン／SI第7セッション・テクニックのアレンジ

テクニック63／上腕のペア・リリース（P.171）

テクニック64／上腕のペア・リリース（P.172）

テクニック65／腕のペア・リリース（P.172）

テクニック66／首から肩にかけてのセルフ・リリース（P.173）

テクニック67／首と肩の間のペア・リリース（P.174）

テクニック68／肩のペア・リリース（P.174）

テクニック69／肩のペア・リリース（座位）（P.174）

テクニック70／エクササイズ「アーム・サークル」（P.175）

テクニック71／エクササイズ「肩と腕を別々に機能させるために」（P.176）

テクニック72／ペア・エクササイズ「サーチライト search light」（P.178）

テクニック73／ペア・エクササイズ「首のリラクゼーション」（P.181）

テクニック74／首のセルフ・リリース（P.181）

テクニック75／首のセルフ・リリース（P.181）

テクニック76／胸鎖乳突筋のセルフ・リリース（P.182）

テクニック77／胸鎖乳突筋のペア・リリース（P.183）

テクニック78／首の深層筋のペア・リリース（P.184）

テクニック79／斜角筋のペア・リリース（P.185）

テクニック80／ペア・リリース「ウェッジ」（P.186）

テクニック81／首のペア・リリース（P.186）

テクニック82／頭部側面のペア・リリース（P.186）

テクニック83／側頭部のペア・リリース（P.187）

(2) 肘から手へのライン／SI第7セッション・テクニックのアレンジ

テクニック84／前腕内側のセルフ・リリース（P.188）

テクニック85／前腕内側のペア・リリース（P.189）

テクニック86／腕の骨間膜のペア・リリース（P.190）

テクニック87／屈筋支帯のペア・リリース（P.191）
テクニック88／手指のケア＆リリース（P.191）
テクニック89／手のひらのセルフ・リリース（P.193）
テクニック90／手のひらのペア・リリース（P.193）

(3) ゆたかな表情をつくる／SI第7セッション・テクニックのアレンジ

テクニック91／首の前面のペア・リリース（P.196）
テクニック92／額のセルフ・リリース（P.196）
テクニック93／額のペア・リリース（P.196）
テクニック94／こめかみとあご（噛む筋肉）のセルフ・リリース（P.197）
テクニック95／顎関節のペア・リリース（P.198）
テクニック96／眼窩の縁のセルフ・リリース（P.199）
テクニック97／眼窩の縁のペア・リリース（P.199）
テクニック98／頬のセルフ・リリース（P.200）
テクニック99／頬のペア・リリース（P.200）
テクニック100／おとがいのセルフ・リリース（P.201）
テクニック101／おとがいのペア・リリース（P.201）
テクニック102／ウォーキング・エクササイズ①音を意識して歩く（P.201）
テクニック103／ウォーキング・エクササイズ②後頭部を意識して歩く（P.202）

参考文献

Rolf, Ida P. 1977 Rolfing. Reestablishing the natural alignment and Structural Integration of the human body for vitality and well-being. Healing Arts Press
Rolf, Ida P. 1978 Rolfing and physical reality. Healing Arts Press
Spiegel, Rosie. 1994 Bodies, health, and consciousness. A guide to living successfully in your body through Rolfing and yoga. SRG Publishing
Schultz, R. Louis. & Feitis, Rosemary. 1996 The endless web. Fascial anatomy and physical reality. North Atlantic Books
Caspari, Monica. 1996 Rolfing movement integration techniques.
Caspari, Monica. 1996 Mindful Motion. Rolfing movement integration techniques.
Agneessens, Carol. 2001 The fabric of wholeness. Biological intelligence and relational gravity.
Calas-Germain, Blandine. 1993 Anatomy of Movement. Eastland Press
Alcamo, I. Edward 1996 Anatomy and physiology. The easy way. Barron's
Biel, Andrew. 1997 Trail guide to the body. How to locate muscles, bones and more.
グラバア俊子 1988 新ボディワークのすすめ-からだと自己発見 創元社
ロルフィングの会 1991 ロルフィング体験第二集
ジョゼフ・ヘラー，ウィリアム・A・ヘンキン／古池良太郎，杉秀美訳 1996 ボディワイズ-からだの叡智をとりもどす 春秋社
高木公三郎 1975 身体運動の基礎〈図解 筋機能〉 学芸出版社
Kahle, W. Leonhardt, H. Platzer, W.／越智淳三訳 1984 分冊解剖学アトラスⅠ運動器 文光堂
佐藤和男 1993 コ・メディカルのための実用運動学 メヂカルフレンド社

【著者経歴】

小川　隆之（おがわ・たかゆき）

1985年　中央大学商学部卒業。同年，東京心理相談センターにて，研修開始。
1986年　東京心理相談センターにて，心理カウンセラー及び講師の仕事に就く。
1991年　東京都内に心理相談室を開設。
1997年　ストラクチュラル・インテグレーション＆オルタナティブ・ヘルス財団から，シン・インテグレーション・プラクティショナーとして認定され，東京都内にて，ボディワーカーとしての活動を開始する。
1998年　コロラド・クラニアル・センターから，クラニアル・ワーカーとして認定される。
2000年　東京都内にて，ボディワークスペースOPENPATHを斎藤瑞穂と共に開設。
2003年　JEUGIAカルチャーセンター（京王多摩センター三越）にて，斎藤瑞穂と共に「家庭でできるボディワーク」講座を開始。
2004年　横浜読売文化センターにて斎藤瑞穂と共に同名の講座を開始。横浜での個人セッションも開始する。
2005年　新宿読売文化センターにて「ボディワーク入門」講座を開始。
2010年　恵比寿読売文化センターにて「ボディワーク入門」講座を開始。

斎藤　瑞穂（さいとう・みずほ）

1991年　米国オレゴン州ポートランド州立大学卒業。都市計画，心理学専攻。卒業後，大手製薬会社勤務他，7年間会社員生活をする。
2000年　米国ロルフ・インスティテュート（米国コロラド州）にて，ファンデーション・オブ・ソマティック・プラクティショナーを終了。ボディワークの仕事をはじめる。
2002年　米国ロルフ・インスティテュートにて，公認ロルファーとして認定される。
2003年　東京都内でのセッションに加え，東京都多摩地区で小川隆之と共にカルチャーセンターの講師をはじめる。8月からは，横浜市南区でもセッションを開始。
2004年　横浜読売文化センターにて小川隆之と共に講師をはじめる。7月，横浜市神奈川区にセッションルーム「OPENPATH横濱」をオープン。
2005年　新宿読売文化センターにて「ボディワーク入門」講座を開始。米国アプレジャーインスティテュートにてクラニオセイクラル1を終了。米国ノースウェストオブアニマルマッサージにて，大型動物（馬）のマッサージプラクティショナーとして認定を受ける。
2006年　米国ロルフ・インスティテュートより，ロルフ・ムーブメントプラクティショナーの認定を受ける。
2010年　恵比寿読売文化センターにて「ボディワーク入門」講座を開始。

ボディワーク入門

2005年7月10日　第1版第1刷
2010年3月10日　第1版第6刷

著　者　小川隆之・斎藤瑞穂
発行者　燈　牧夫
発行所　株式会社朱鷺書房
　　　　大阪市東淀川区西淡路1-1-9（〒533-0031）
　　　　電話 06(6323)3297　Fax 06(6323)3340
　　　　振替 00980-1-3699
印刷所　株式会社廣済堂

定価はカバーに表示してあります。落丁・乱丁本はお取替いたします。
ISBN4-88602-551-X　C0047　©2005 Takayuki Ogawa, Mizuho Saito
ホームページ http://www.tokishobo.co.jp

好評図書のご案内 ●朱鷺書房

心理臨床におけるからだ
目幸黙僊・黒木賢一編　命は、心と身体・もの、すべてと絡み合っている。　2730円

タッピング・タッチ
中川一郎　だれにでも、どこでもできるホリスティック・ケアの実際。　2100円

手づくりコミュニケーションワーク
桝岡義明・西村誠編　保育や福祉の現場で笑顔がはじける楽しいゲーム100選。　2100円

心理療法としての内観
真栄城輝明　内観のルーツ、治療構造、実践等を長年の内観臨床から解明。　2940円

学校現場のメンタルヘルス理解
人見一彦　子どもの心のサインをどう受け止めるか。教師と親の精神医学。　2310円

こころの病がわかる事典
人見一彦　年代別にみる心の病気。診断名ごとに原因と治療法を解説。　1890円

教育現場における障害理解マニュアル
小野次朗・榊原洋一編　教師・親に向けて子どもの障害を専門家が解説。　2415円

教室の中の気がかりな子
中村圭佐・氏家靖浩編　ADHD、LDなどへの理解と教育実践のあり方。　2310円

児童虐待の心理治療
黒川昭登　「しつけ」が危ない。愛情を取り戻すための心理治療とは。　2940円

事例でわかる保育と心理
大橋喜美子編　幼児期の心理を踏まえた保育実践のあり方を詳述する。　2625円

夢の不思議
誉田俊郎　夢は無意識からのメッセージ。具体例をもとにその文脈を開く。　2310円

行動が人生を動かす
D.K.レイノルズ　遠間・小木訳　内観と森田療法に基づく「建設的な生き方」。　1890円

科捜研 うそ発見の現場
松野凱典　ポリグラフが見破る難事件。心理学からみた犯罪の裏面。　1890円

DV被害者支援ハンドブック
尾崎礼子　支援者に必要な技法・考え方とは。アメリカでの実践から。　2100円

弁護士が説くDV解決マニュアル
長谷川京子・佐藤功行・可児康則　改正DV防止法など法的手段の活用法。　2100円

全人ケアの実践
日本ダイバージョナルセラピー協会編　高齢者一人ひとりに適したケアを。　2100円

医療現場に生かす臨床心理学
菅佐和子編　臨床各科での仕事、患者との面接内容など、事例から解説。　1680円

適応障害とカウンセリング
井上敏明　生体リズムが回復すれば心も元気になる。実例をもとに解説。　2625円

＊表示価格は定価（消費税込み）